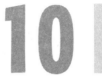 **Soluciones
sencillas contra
el pánico**

WITHDRAWN

SAN BRUNO LIBRARY

MAR 0 2 2010

MAR 0 2 2010

MARTIN M. ANTONY - RANDI E. McCABE

10 | Soluciones sencillas contra el pánico

*Cómo superar los ataques de pánico,
aliviar los síntomas físicos
y recuperar tu vida*

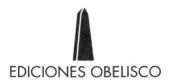

EDICIONES OBELISCO

Si este libro le ha interesado y desea que le mantengamos informado
de nuestras publicaciones, escríbanos indicándonos qué temas son de su interés
(Astrología, Autoayuda, Ciencias Ocultas, Artes Marciales, Naturismo,
Espiritualidad, Tradición...) y gustosamente le complaceremos.

Puede consultar nuestro catálogo en www.edicionesobelisco.com.

Esta publicación ha sido concebida para proporcionar una información precisa y autorizada
en relación con el tema aquí tratado. El editor no se compromete a proporcionar servicios
psicológicos, económicos, legales ni otro tipo de servicios profesionales.
Si requiere la ayuda o el consejo de un experto, deberá acudir
a un profesional competente.

Colección Nueva Consciencia
10 SOLUCIONES SENCILLAS CONTRA EL PÁNICO
Martin M. Antony - Randi E. McCabe

1.ª edición: junio de 2009

Título original: *10 Simple Solutions to Panic*

Traducción: *Verónica d'Ornellas*
Maquetación: *Marga Benavides*
Diseño de cubierta: *Enrique Iborra*

© 2004, by Martin Antony and Randi McCabe
(Reservados todos los derechos)
© 2009, Ediciones Obelisco, S. L.
(Reservados los derechos para la presente edición)

Edita: Ediciones Obelisco, S. L.
Pere IV, 78 (Edif. Pedro IV) 3.ª planta, 5.ª puerta
08005 Barcelona - España
Tel. 93 309 85 25 - Fax 93 309 85 23
E-mail: info@edicionesobelisco.com

Paracas, 59 - Buenos Aires
C1275AFA República Argentina
Tel. (541 - 14) 305 06 33
Fax: (541 - 14) 304 78 20

ISBN: 978-84-9777-567-0
Depósito Legal: B-22.131-2009

Printed in Spain

Impreso en España en los talleres gráficos de Romanyà/Valls S. A.
Verdaguer, 1 - 08786 Capellades (Barcelona)

Reservados todos los derechos. Ninguna parte de esta publicación,
incluido el diseño de la cubierta, puede ser reproducida, almacenada,
transmitida o utilizada en manera alguna por ningún medio,
ya sea electrónico, químico, mecánico, óptico, de grabación
o electrográfico, sin el previo consentimiento por escrito del editor.
Diríjase a CEDRO (Centro Español de Derechos Reprográficos,
www.cedro.org) si necesita fotocopiar o escanear algún fragmento de esta obra.

Este libro está dedicado a todos nuestros pacientes y clientes, cuya valentía y perseverancia nos han enseñado mucho sobre cómo superar la ansiedad.

Martin M. Antony
Randi E. McCabe

Agradecimientos

Nos gustaría agradecer a Sam Katerji su ayuda en la preparación de este libro. También estamos muy agradecidos a nuestras editoras (en la versión inglesa), Catharine Sutker y Carole Honeychurch de New Harbinger, por su apoyo y su dedicada atención al detalle. Por último, un agradecimiento especial a las numerosas personas responsables del desarrollo y estudio originario de los tratamientos que se describen en este libro, entre éstas, James Ballenger, David H. Barlow, Aaron T. Beck, David M. Clark, Michele G. Craske, Donald F. Klein, Isaac Marks, S. Rachman, Ron Rapee y muchos otros.

Introducción

Aproximadamente un tercio de las personas afirma tener ataques de pánico de vez en cuando (Norton, Dorward y Cox, 1986) y se está reconociendo cada vez más que los ataques de pánico son una experiencia frecuente. Aunque el término *ataque de pánico* no se utilizó oficialmente hasta principios de la década de los ochenta (American Psychiatric Association, 1980), ahora es una expresión conocida en nuestra cultura. El tema aparece con frecuencia en los medios de comunicación, y una serie de personas famosas, entre éstas, Donny Osmond, Kim Basinger y Willard Scott, han hablado abiertamente sobre su lucha contra el pánico. De hecho, una de las «preguntas frecuentes» que aparecen en la página web, www.healthypet.com, es: «¿Qué puedo hacer respecto a los ataques de pánico de mi perro?». Así es, ¡parece ser que incluso los perros tienen ataques de pánico!

Esencialmente, un ataque de pánico es un sentimiento repentino de miedo que incluye sensaciones físicas intensas y, para la mayoría de la gente, los desencadenan las situaciones que se temen especialmente. Por ejemplo, las personas que experimentan ansiedad en relación con las presentaciones pueden tener un ataque de pánico al dar un discurso. Asimismo, las que tienen miedo a las alturas suelen experimentar ataques de pánico cuando se encuentran en lugares elevados. En su mayor parte, este libro no hablará de los ataques de pánico que son desencadenados por objetos o situaciones comúnmente temidos como estos. En lugar de eso, este libro pondrá el énfasis en los ataques de pánico que ocurren inesperadamente o «surgidos de la nada», en una enfermedad conocida como *trastorno de pánico*. Los ataques de pánico son síntomas de un trastorno de ansiedad, y muchas personas experimentan un pánico que no está asociado a ningún desencadenante o causa evidente. Los ataques pueden producirse en cualquier momento o en cualquier lugar, incluso durante momentos de relajación o cuando uno está acostado en la cama, durmiendo profundamente. Con frecuencia, estos ataques ocurren en lugares públicos o en situaciones de las que es difícil escapar (por ejemplo, en un cine o en un autobús lleno de gente). Puesto que el pánico suele ir acompañado de síntomas que asustan, como la aceleración del ritmo cardíaco, o la transpiración, los mareos y la sensación de irrealidad, los ataques pueden confundirse con señales de un infarto, una apoplejía, un desmayo o una inminente pérdida de control (por ejemplo, volverse loco o no llegar al baño a tiempo). No obstante, a pesar de estos miedos, por lo general, los ataques de pánico no son peligrosos en absoluto.

¿Este libro es para ti?

Probablemente este libro te será útil si respondes «sí» a la mayoría de las siguientes preguntas:

- ¿Experimentas momentos de miedo intensos que empiezan rápidamente y van acompañados de varios síntomas físicos molestos, como aceleración del ritmo cardíaco, náuseas, dificultad para respirar y mareos?

- ¿Esos períodos de miedo parecen ocurrir sin motivo, incluso en situaciones en las que no estás angustiado o nervioso?
- ¿Esperas que ocurran esos ataques, preguntándote cuándo tendrás el siguiente?
- ¿Te preocupas por las posibles consecuencias de los ataques? Por ejemplo, en esos momentos, ¿te preocupa llegar a morirte, o desmayarte, volverte loco, perder el control, vomitar, no retener los esfínteres, tener una apoplejía o hacer algo vergonzoso?
- ¿Temes o evitas las situaciones en las que suelen tener lugar los ataques? ¿Haces alguna otra cosa para evitar tener ataques de pánico?
- ¿Tus ataques de pánico y la tendencia a evitar situaciones temidas interfieren en tu vida? Por ejemplo, ¿este problema afecta a tu trabajo, a tus pasatiempos o a tus relaciones?
- ¿Estás preparado para trabajar y solucionar el tema de tus ataques de pánico? Si estás demasiado ocupado, o si hay otros problemas que pudieran interferir (por ejemplo, una depresión profunda o un problema de alcoholismo o de consumo de drogas), quizás éste no sea el mejor momento para empezar a poner solución a tu pánico.

¿Puede un libro de autoayuda ayudar verdaderamente?

Hay una serie de motivos para creer que un libro como éste puede resultar útil. En primer lugar, las estrategias que se describen en él han sido estudiadas a fondo y existe una gran cantidad de estudios que revelan que estos tratamientos son eficaces cuando son administrados por un terapeuta cualificado (Antony y Swinson, 2000). Además, hay bastantes indicios de que las estrategias descritas en este libro son eficaces para muchas personas, incluso cuando se administran en un formato de autoayuda (Gould y Clum, 1995; Hecker, Losee, Fritzler y Fink, 1996). Ciertamente, el mero hecho de leer un libro sobre ejercicios físicos no conseguirá que te pongas en forma. Para sacar el máximo provecho de él, tendrás que practicar las estrategias que se describen en el libro, una y otra vez.

Los investigadores han demostrado que los tratamientos de autoayuda suelen funcionar mejor cuando van acompañados de visitas ocasionales a un médico o terapeuta para hablar del progreso (Febbraro, Clum, Roodman y Wright, 1999). Si descubres que te resulta difícil utilizar las estrategias de este libro tú solo, podrías considerar la posibilidad de combinar los tratamientos descritos aquí con visitas ocasionales a un terapeuta profesional o a un médico de familia que tenga experiencia en el tratamiento del trastorno de pánico.

Este libro está dirigido a aquellas personas interesadas en conocer los elementos esenciales para superar los problemas del pánico a través de una lectura sucinta. Si después de haber leído este libro descubres que quieres saber más, existen otros libros excelentes sobre cómo superar el pánico. Algunos de nuestros libros favoritos aparecen en la sección de lecturas recomendadas al final de este libro. También podrías beneficiarte obteniendo un tratamiento adicional a través de Internet (puedes encontrar una página muy completa en: www.paniccenter.net), uniéndote a un grupo de apoyo en tu comunidad o buscando la ayuda de un terapeuta profesional.

En el caso de que busques ayuda profesional, te recomendamos encarecidamente que te asegures de que la persona tenga experiencia en el tratamiento del trastorno de pánico, ya sea con medicamentos o con una terapia conductual cognitiva. Como se comentará más adelante, ésos son los dos tratamientos principales que han resultado ser efectivos para este problema. Un par de buenas fuentes de información sobre los profesionales que tratan este problema son la Anxiety Disorders Association of America (www.adaa.org) y la Anxiety Disorder Association of Canada (www.anxietycanada.ca).

No te dejes engañar por el tamaño de este libro. Aunque es posible que lo leas de un tirón, tus ataques de pánico no desaparecerán de la noche a la mañana. Las estrategias descritas aquí deben usarse casi a diario durante un período de tiempo prolongado. También es importante que lleves un control detallado de tu progreso. Necesitarás un diario o un cuaderno como herramienta esencial para trabajar con todos los ejercicios que aparecen en este libro. Muchas de las técnicas que se describen aquí requieren que tomes notas, que grabes tus experiencias y que lleves un control del uso que haces de las diversas estrategias de tratamiento. Los ejercicios para los que es necesario un diario empiezan al principio, de modo que sería bueno que tengas uno a mano antes de empezar a leer el primer capítulo. Con un poco de suerte y mucho trabajo, cuando lleves algunas semanas o meses utilizando las estrategias notarás una reducción significativa de la ansiedad.

Afortunadamente, el trastorno de pánico es uno de los problemas psicológicos más tratables. Las estrategias que se describen en este libro se han investigado en profundidad y ha quedado demostrada su eficacia para combatir los ataques de pánico y los problemas de ansiedad relacionados con ellos. Si te aplicas a ello, puedes sentirte mejor.

Debes comprender tu pánico y tu miedo

La finalidad de este capítulo introductorio es disponer el escenario para poder superar tus dificultades con el pánico. Para empezar, es importante que comprendas exactamente qué es un ataque de pánico y qué significan otros términos relevantes como *ansiedad*, *trastorno de pánico* y *agorafobia*. Además de ofrecerte las definiciones de estos términos, este capítulo también te proporcionará información sobre la naturaleza de los ataques de pánico y del trastorno de pánico, sobre sus causas y los tratamientos cuya eficacia ha quedado demostrada.

Definir el miedo y la ansiedad

En la vida cotidiana, términos como *miedo*, *ansiedad*, *preocupación* y *pánico* suelen utilizarse indistintamente. Sin embargo, con la finalidad de comprender la naturaleza de estos problemas, vamos a diferenciar estos términos. Empezaremos por las definiciones de *miedo* y *ansiedad*.

El miedo es una emoción básica que experimentan todas las personas. Es una reacción a un peligro inmediato (o, al menos, a algo que se percibe como un peligro inmediato), y a veces se le denomina *respuesta de lucha o huída*. Esto se debe a que cuando una persona experimenta miedo, sus recursos físicos y mentales se centran en la protección de sí misma frente a la amenaza, ya sea huyendo de la situación o defendiéndose con una respuesta agresiva hacia la persona o cosa que supone una amenaza.

Cuando sentimos miedo, nuestros cuerpos se activan. Nuestros corazones se aceleran para asegurar que la sangre rica en oxígeno circule hacia las zonas del cuerpo que la necesitan. Respiramos más intensamente para proporcionar la dosis extra de oxígeno requerida para facilitar la huída. También sudamos, lo cual hace que baje la temperatura del cuerpo para que éste pueda actuar con una mayor efectividad. Además de los cambios físicos que tienen lugar durante el miedo, también hay algunos cambios cognitivos (el término *cognición* simplemente significa «pensamiento»). Tendemos a centrarnos casi exclusivamente en la fuente de la amenaza, lo cual dificulta que pensemos en otras cosas, incluido lo que uno está haciendo en ese momento. El miedo también va acompañado de un fuerte impulso de hacer prácticamente cualquier cosa para deshacernos de ese sentimiento, como, por ejemplo, escapar de la situación.

La ansiedad está relacionada con el sentimiento de miedo, pero hay algunas diferencias importantes entre la ansiedad y el miedo. La ansiedad tiende a estar más orientada hacia el futuro. Mientras que el miedo es una reacción a una amenaza inmediata (por ejemplo, a ser atacado por un perro), la ansiedad aparece cuando pensamos en algún tipo de amenaza futura (como cuando nos preocupamos por un examen que se aproxima).

Comparada con el miedo, la ansiedad tiende a ser más difusa, más difícil de describir, de mayor duración, y se descubre más lentamente. Cuando nos sentimos nerviosos, podemos experimentar alguno de los síntomas físicos que tienen lugar durante el miedo (por ejemplo, náuseas, mareo), pero las otras características comunes de la ansiedad incluyen la tensión muscular, el insomnio y la preocupación por acontecimientos futuros.

¿Qué es un ataque de pánico?

Como dijimos en la introducción, un ataque de pánico es un sentimiento repentino de miedo. Es una respuesta inmediata a algo que uno percibe como una amenaza y va acompañado de sensaciones físicas intensas. Según la definición oficial (American Psychiatric Association, 2000), un ataque de pánico debe incluir al menos cuatro de los siguientes trece síntomas:

1. Corazón acelerado o palpitaciones
2. Sudoración
3. Temblores
4. Respiración dificultosa
5. Sensación de ahogo
6. Dolor o molestia en el pecho
7. Náuseas o dolor abdominal
8. Sensación de mareo, de inestabilidad o inminente desmayo
9. Sensación de irrealidad o desvinculación
10. Sensación de entumecimiento u hormigueo
11. Escalofríos o calores
12. Miedo a morir
13. Miedo a volverse loco o a perder el control

Además de estos síntomas determinantes, no es inusual que las personas experimenten otras sensaciones desagradables, incluidas la visión borrosa, o una sensación de presión en la garganta. Los ataques de pánico tienden a aumentar su intensidad con mucha rapidez y a menudo llegan a su punto álgido en cuestión de segundos (aunque, según la definición oficial, se puede llegar al punto álgido en diez minutos, o menos). Los ataques suelen durar entre unos pocos minutos y una hora, aproximadamente. Aunque algunas personas manifiestan que sus «ataques de pánico» duran muchas horas o días, probablemente no se trata de verdaderos ataques. En lugar de eso, lo más probable es que esas personas estén experimentando múltiples ataques de pánico a lo largo del día, intercalados con niveles elevados de ansiedad.

¿Qué es el trastorno de pánico?

El trastorno de pánico es un trastorno de ansiedad en el que las personas experimentan ataques de pánico sin motivo aparente, sin que haya ningún desencadenante o causa evidente. En algunos casos, los ataques son relativamente poco frecuentes (quizás uno cada pocos meses), pero también pueden ocurrir con frecuencia, incluso varias veces al día. Además, las personas con trastorno de pánico temen los ataques. Les preocupa cuándo ocurrirá el siguiente ataque y se preocupan por las posibles consecuencias de éstos (por ejemplo, si van a morir, perder el control, vomitar, tener diarrea o desmayarse). También cambian su comportamiento para hacer frente a los ataques o evitar que ocurran. El desarrollo de la evitación agorafóbica (la cual definiremos en breve) es el tipo de cambio de comportamiento más común que tiene lugar en un trastorno de pánico, aunque también puede haber otros tipos de cambios de comportamiento. Algunos ejemplos incluyen:

• Llevar medicación, dinero, un teléfono móvil, un localizador personal, agua u otros artículos de seguridad.
• Evitar las actividades (como el ejercicio físico o el sexo) que desencadenan síntomas similares al pánico de excitación física.
• Insistir en salir acompañado de casa.
• Beber alcohol para combatir los sentimientos de pánico.
• Evitar la cafeína, el alcohol u otras sustancias.
• Tomarse el pulso o la tensión con frecuencia.
• Distraerse de los síntomas (por ejemplo, leyendo un libro en el metro).
• Tener la necesidad de tener siempre localizada a la pareja.
• Sentarse cerca de la salida en el cine o en un restaurante.

Antes de que se pueda dar un diagnóstico de trastorno de pánico, es importante descartar cualquier enfermedad o posibles motivos relacionados con el consumo de sustancias como causa de los ataques. Los ejemplos de dolencias médicas que pueden desencadenar síntomas de ansiedad y pánico incluyen los problemas de tiroides, los trastornos de equilibrio, las enfermedades que producen ataques o convulsiones, y las enfermedades cardíacas. El uso de estimulantes (como la cocaína, la cafeína, las pastillas para adelgazar y ciertos medicamentos), el síndrome de abstinencia del alcohol y el consumo de otras drogas (como la marihuana) también pueden desencadenar sensaciones similares al pánico. Antes de dar por sentado que tus síntomas se deben a un trastorno de ansiedad, es importante que te hagas una revisión médica completa para determinar si tus problemas tienen alguna causa física. Una vez descartadas las causas físicas, podrás sentirte mucho más seguro cuando pruebes las estrategias que se describen en este libro.

¿Qué es la agorafobia?

La mayoría de la gente con trastorno de pánico desarrolla algún grado de agorafobia. Con frecuencia, el término no *agorafobia* se entiende erróneamente. Algunas personas creen equivocadamente que se trata de un miedo a los espacios abiertos. Otras dan por sentado que este problema es un temor a salir de casa. Aunque un pequeño porcentaje de personas con agorafobia puede tener miedo a los espacios abiertos, en realidad el miedo a los espacios abiertos es bastante poco frecuente en las personas que sufren esta enfermedad. Además, únicamente los casos más severos de agorafobia están asociados a una incapacidad de salir de tu propia casa.

La agorafobia es un miedo a las situaciones en las que podría ser difícil escapar o en las que es posible que uno no consiga ayuda en el caso de experimentar un ataque de pánico o síntomas similares al pánico (la traducción literal de *agorafobia* es «miedo al mercado»). Las personas con agorafobia suelen evitar las siguientes situaciones:

• Lugares llenos de gente: supermercados, cines, centros comerciales, eventos deportivos.

- Lugares cerrados y lugares de los cuales es difícil escapar: túneles, habitaciones pequeñas, ascensores, aviones, metros, autobuses, peluquerías, colas largas.
- Conducir: especialmente en autopistas y puentes, cuando hay mucho tráfico y en trayectos largos. Ser un pasajero en un automóvil también puede resultar difícil.
- Estar lejos de casa: algunas personas tienen una distancia segura alrededor de sus casas y les resulta difícil viajar más allá de esa distancia. En casos poco frecuentes, salir de casa puede ser completamente imposible.
- Estar solo: Especialmente en las situaciones nombradas anteriormente.

En algunos casos, la agorafobia puede ser muy leve (por ejemplo, sólo un miedo a entrar en pánico en los vuelos al extranjero), y es posible que no haya ninguna evitación agorafóbica en absoluto. En otros casos, la agorafobia puede ser muy severa, impidiendo que la persona haga prácticamente cualquier cosa fuera de su casa. En la mayoría de la gente que sufre de trastorno de pánico, el nivel de evitación agorafóbica se sitúa entre esos dos extremos.

Datos sobre el pánico y la agorafobia

En esta sección ofrecemos algunos datos sobre el trastorno de pánico que pueden ser de interés. Puedes encontrar artículos completos sobre estos temas en otras obras (por ejemplo, Antony y Swinson, 2000; Taylor, 2000). El trastorno de pánico es una dolencia relativamente frecuente, que afecta a aproximadamente el

3,5 por 100 de la población general en algún momento de su vida (Kessler y otros,1994). Si haces los cálculos, son más de diez millones de norteamericanos. Aproximadamente dos tercios de las personas que sufren el trastorno de pánico son mujeres. Además, las mujeres con trastorno de pánico suelen tener ataques de pánico con más frecuencia que los hombres, además de una agorafobia más severa y un miedo más intenso a los síntomas del pánico (Turgeon, Marchand y Dupuis, 1998). El trastorno de pánico tiende a iniciarse al principio de la adultez (cuando la persona tiene más de veinte años), aunque también puede empezar en la niñez o muy avanzada la vida. La aparición del trastorno de pánico normalmente es un tanto repentina, y a menudo comienza con un fuerte ataque de pánico. Además, la aparición suele producirse después de un período de estrés en la vida de la persona, incluyendo acontecimientos como una graduación, un divorcio, un nuevo matrimonio, el nacimiento de un bebé, un nuevo trabajo, la pérdida de un empleo, la muerte de un ser querido, o una enfermedad en la familia (para un estudio, véase Antony y Swinson, 2000).

Si no se trata, el trastorno de pánico tiende a convertirse en un problema crónico. Un estudio reveló que el 92 por 100 de las personas con trastorno de pánico seguía experimentando ataques de pánico un año después de su evaluación (Ehlers, 1995). La buena noticia es que el trastorno de pánico es muy fácil de tratar, un punto al que regresaremos más tarde en este capítulo.

El trastorno de pánico afecta a una gran cantidad de ámbitos de la vida, incluidos el trabajo, la recreación y el funcionamiento social. De hecho, un estudio de nuestra clínica (Antony, Roth, Swinson, Huta y Devins, 1998) reveló que los niveles de deterioro en el funcionamiento de algunas personas con trastorno de pánico eran similares a los niveles de deterioro en personas con enfermedades médicas graves, como las renales y la esclerosis múltiple. Si padeces el trastorno de pánico, es posible que este hallazgo no te sorprenda en absoluto. El trastorno de pánico es también costoso en lo que se refiere a su impacto en el sistema sanitario y en la sociedad en general. Siegel, Jones y Wilson (1990), por ejemplo, descubrieron que las personas con trastorno de pánico visitan al médico con una frecuencia siete veces mayor que las personas sin dicho trastorno, y se ausentan del trabajo el doble de días.

Los hallazgos de nuestra clínica (Antony y Swinson, 2000) confirman los de otros centros que revelan que el trastorno de pánico suele ir acompañado de otros problemas. Descubrimos, por ejemplo, que de los individuos que solicitaban tratamiento para el trastorno de pánico en nuestro centro, casi uno de cada cinco también tenía una depresión. Prácticamente un cuarto de ellos tenía problemas significativos de ansiedad en situaciones sociales y muchos tenían otro tipo de trastornos de ansiedad, incluyendo fobias, trastorno generalizado de ansiedad y trastorno obsesivo compulsivo. Afortunadamente, a menudo la presencia de otro trastorno de ansiedad o depresión no tiene un impacto en el resultado del tratamiento del trastorno de pánico. De hecho, tratar el trastorno de pánico puede producir mejoras también en los otros problemas (Brown, Antony y Barlow, 1995).

Ejercicio: *Comprender tus problemas con el pánico*

En la sección anterior repasamos algunas de las pautas típicas que vemos a menudo en las personas con ataques de pánico. ¿Cómo encaja tu propia experiencia con lo que se ha descubierto en las investigaciones? En tu diario, anota tus respuestas a las preguntas que aparecen abajo. Piensa en cómo se comparan tus propias experiencias con las de la persona «media» que participa en los estudios de investigación sobre el trastorno de pánico:

- ¿Qué edad tenías cuando experimentaste el primer ataque de pánico?
- ¿Experimentaste algún tipo de tensión en la vida durante el año anterior a que comenzaran tus ataques de pánico? Si es así, ¿qué tipo de tensiones eran?
- ¿Qué áreas de tu vida se ven más afectadas por tus ataques de pánico (trabajo/ estudios/funcionamiento social/ocio)?
- Además de tus ataques de pánico, ¿experimentas otros problemas de ansiedad, depresión, consumo excesivo de alcohol o drogas, u otras dificultades?

Causas de los ataques de pánico y de la agorafobia

Las causas de los ataques de pánico son complejas y no hay un único factor que sea responsable del problema en todos los casos. Además, resulta imposible determinar la causa específica de ese trastorno en un individuo. Lo mejor que podemos hacer, basándonos en el estado actual de la investigación, es hablar de los tipos de factores que se cree que desempeñan un papel en el desarrollo del pánico, basándonos en los estudios realizados a grandes grupos de personas que padecen este problema. Es imposible saber si los resultados de esos estudios son relevantes en tu propio caso, así que si lees en alguna parte que el trastorno está causado por un desequilibrio químico en el cerebro, por unos genes defectuosos o por unos padres que te han criado mal, no te creas todo lo que leas. Esos factores pueden darse en algunas personas, pero sólo son parte de la historia.

Quizás la mejor manera de pensar en la causa de tus propios problemas con el pánico sea entender que probablemente el problema haya surgido a través de una compleja interacción entre factores psicológicos (la historia de tu aprendizaje, tus creencias, etc.), factores biológicos (vulnerabilidades genéticas) y factores ambientales (como el estrés). Aunque para superar el trastorno de pánico no es necesario entender del todo lo que lo causa, reconocer la manera en que los diversos factores influyen en el desarrollo del problema puede resultar revelador.

FACTORES BIOLÓGICOS

A lo largo de los últimos veinte años, se han acumulado muchos indicios que apoyan el punto de vista de que nuestra biología influye en el hecho de que desarrollemos problemas de ataques de pánico y trastorno de pánico, así como en el rumbo que esos problemas puedan tomar con el tiempo. En primer lugar, hay numerosos estudios que revelan que el trastorno de pánico está influido por factores genéticos. Por ejemplo, los familiares de personas con trastorno de pánico son tres veces más

27

propensos a desarrollar ese problema que los familiares de personas que no tienen este trastorno (Mannuzza, Chapman, Klein y Fyer, 1994, 1995). Además, los investigadores han descubierto que la genética es responsable, al menos en parte, de la transmisión del trastorno de pánico de una generación a otra, aunque los factores ambientales (como el aprendizaje) también desempeñan un papel (Kendler y otros, 1992, 1993).

Además, hay una gran cantidad de indicios de que ciertos neurotransmisores del cerebro desempeñan un papel en el trastorno de pánico. Los neurotransmisores son sustancias químicas que transmiten información de una célula nerviosa a otra. Los que parecen estar más implicados en el trastorno de pánico son la norepinefrina, la serotonina y la colecistokinina (para un estudio, ver Antony y Swinson, 2000). Por ejemplo, las sustancias que aumentan los niveles de norepinefrina en el cerebro pueden desencadenar ataques de pánico. Además, los medicamentos que son más eficaces para tratar el trastorno de pánico (*véase* capítulo 10) funcionan afectando a la actividad de la serotonina o la norepinefrina.

Por último, existen indicios de que, en las personas que sufren el trastorno de pánico, hay ciertas áreas del cerebro que están particularmente activas, especialmente durante los ataques de pánico. En dicha área se encuentra la región parahipocampal, ubicada en el lado derecho del cerebro. Los estudios que examinan el flujo de la sangre en el cerebro han descubierto que hay un aumento de la actividad en esta área en las personas que experimentan miedo o pánico. No obstante, resulta difícil llegar a alguna conclusión definitiva sobre el papel del cerebro en el trastorno de pánico porque los estudios suelen dar resultados contradictorios (*véase* Antony y Swinson, 2000).

FACTORES PSICOLÓGICOS

Es posible que la teoría psicológica más influyente para explicar el proceso del pánico fuera desarrollada por el psicólogo británico David M. Clark (1986, 1988). Según Clark, la gente tiene ataques de pánico inesperados porque malinterpreta catastróficamente el significado de sensaciones físicas que, en realidad, no representan ningún peligro. De la misma manera que creer que los perros son peligrosos puede provocar pánico y miedo en presencia de canes, creer que los síntomas físicos como la aceleración del corazón, el mareo y la respiración dificultosa son peligrosos puede provocar pánico y miedo cada vez que se experimentan. Y, ciertamente, todos experimentamos esos síntomas de vez en cuando por motivos que no son en absoluto peligrosos. Si tienes miedo a estos síntomas, o si los interpretas como una señal de peligro, es lógico que reacciones con pánico cuando ocurren.

Existen montones de investigaciones que apoyan esta visión del trastorno de pánico. Como revelan los estudios de Anthony y Swinson (2000), la gente que tiene un trastorno de pánico tiende a prestar atención a la información relacionada con el pánico, es muy consciente de los síntomas relacionados con el pánico y tiene mucho miedo a esos síntomas cuando aparecen. Los individuos con trastorno de pánico suelen interpretar los síntomas físicos ambiguos como una señal de peligro inmediato y tienden a creer en esas interpretaciones con más fuerza que los que no tienen este trastorno (Clark y otros, 1997; Harvey, Richards, Dziadosz y Swindell, 1993). Los tipos de síntomas físicos que experimenta la gente durante sus ataques de pánico están estrechamente vinculados a los tipos de pensamientos que tiene (Marks y otros,

1991). Por ejemplo, sensaciones como un corazón acelerado, una respiración dificultosa, y adormecimiento y hormigueo suelen ser interpretadas como una señal de un desastre físico inminente (como, por ejemplo, un infarto) por las personas con trastorno de pánico. Por contraste, es más probable que lo sentimientos de despersonalización sean interpretados como una señal de algún tipo de desastre psicológico (como perder el control o volverse loco).

En realidad todos éstos son unos síntomas perfectamente normales que la gente experimenta cuando está asustada, y con frecuencia no son una señal de ninguna catástrofe, en absoluto. Como verás en la próxima sección, enseñar a las personas a cambiar sus creencias ansiosas sobre el pánico y las sensaciones físicas que experimentan es una manera muy efectiva de prevenir los ataques de pánico en el futuro.

Tratamientos eficaces para los ataques de pánico

De la misma manera que tanto los factores biológicos como los psicológicos contribuyen a desarrollar y mantener el pánico a lo largo del tiempo, también se ha demostrado que los tratamientos biológicos y los psicológicos son eficaces para tratar este problema. El resultado de estos tratamientos depende de la persona. Un pequeño porcentaje de la gente no recibe ningún beneficio del tratamiento, y algunas personas sólo obtienen un beneficio parcial. Sin embargo, en la mayoría de los casos, el tratamiento consigue unos beneficios significativos, y hasta la mitad de las personas queda completamente libre de síntomas de pánico al final del tratamiento. Además, ciertos remedios de hierbas y ciertos cambios en el estilo de vida (como hacer ejercicio con regularidad) pueden ayudar. Cada uno de estos enfoques se comenta en detalle a lo largo de este libro, de modo que ahora ofreceremos únicamente una breve visión general.

En lo que respecta a los tratamientos biológicos, los enfoques más utilizados incluyen medicamentos para la ansiedad (como alprazolam, clonazepam) y ciertos antidepresivos, incluidos los inhibidores selectivos de la recaptación de serotonina (por ejemplo, fluoxetina, paroxetina) y antidepresivos tricíclicos (como la imipramina). Hay que tener en cuenta que, aunque estos medicamentos son llamados antidepresivos, son eficaces para reducir la ansiedad y los ataques de pánico, con independencia de si la persona experimenta una depresión.

La única forma de tratamiento psicológico que ha demostrado continuamente ser eficaz para el tratamiento del trastorno de pánico es la terapia conductual cognitiva o CBT.

Normalmente, el tratamiento dura entre diez y quince semanas, e incluye una combinación de estrategias de la siguiente lista:

EDUCACIÓN. La información sobre la naturaleza de los ataques de pánico y el trastorno de pánico que configura esta estrategia del tratamiento es similar a la información que estás recibiendo en este capítulo.

REESTRUCTURACIÓN COGNITIVA. Esta estrategia implica enseñar a la gente a ser más consciente de sus creencias ansiosas y a examinar los indicios de éstas. El objetivo de la reestructuración cognitiva es transformar las pautas de pensamiento ansiosas en una forma de pensar más equilibrada y realista, basada en una consideración profunda de todos los hechos (en lugar de concentrarnos únicamente en los indicios que refuerzan nuestros pensamientos de ansiedad). Aprenderás a realizar una reestructuración cognitiva en el capítulo 4.

EXPOSICIÓN A SITUACIONES TEMIDAS. Una de las maneras más eficaces de superar el miedo es haciendo frente a la situación temida. La exposición a situaciones agorafóbicas temidas (como conducir, estar en una multitud o estar solo) es una manera sumamente efectiva de superar el miedo a estar en esas situaciones. Aprenderás sobre la exposición a situaciones en el capítulo 5.

EXPOSICIÓN A SENSACIONES TEMIDAS. Puesto que las personas con trastorno de pánico tienen miedo de experimentar sensaciones de pánico como el mareo y la respiración dificultosa, con frecuencia el tratamiento incluye una exposición continua a las sensaciones temidas (por ejemplo, girar en una silla para marearse) hasta que éstas ya no despierten miedo. Este tipo de exposición se denomina *exposición interoceptiva* o *exposición a síntomas*, y aprenderás a usarla en el capítulo 6.

REEDUCACIÓN DE LA RESPIRACIÓN. Como verás en el capítulo 8, respirar demasiado rápido para las necesidades del cuerpo (también llamado *hiperventilación*) puede desencadenar síntomas de pánico. Aprender a respirar más lentamente utilizando una técnica llamada *reeducación de la respiración* puede ayudar a evitar los síntomas que empeoran por la hiperventilación durante los ataques de pánico.

Quizás te estés preguntando qué funciona mejor: la CBT, la medicación o una combinación de estos enfoques. En la mayoría de los estudios que comparan estas tres opciones, por regla general las tres funcionan igual de bien a corto plazo. En otras palabras, durante el tratamiento (normalmente son unos meses), el mismo porcentaje de personas tiende a responder a la CBT, a la medicación o al tratamiento combinado (para un estudio, ver Anthony y Swinson, 2000). No obstante, eso no quiere decir que estos enfoques vayan a funcionar igual de bien para ti, o para cualquier persona concreta. Algunas personas que no responden a la CBT obtienen buenos resultados con la medicación (Hoffart y otros, 1993) y algunas personas que no responden a la medicación se benefician de la CBT (Pollack y otros, 1994). Además, algunas parecen responder mejor a una combinación de los tres enfoques. Por desgracia, no hay ninguna manera comprobada de predecir quién va a responder mejor a un enfoque que a otro, excepto la prueba y el error.

Aunque la medicación, la CBT y los tratamientos combinados funcionan igualmente bien a corto plazo, la cuestión más importante es qué funciona mejor a largo plazo. Hay al menos dos grandes estudios (Barlow, Gorman, Shear y Woods, 2000; Marks y otros, 1993) que revelan que, a largo plazo, la CBT es probablemente la mejor opción para la mayoría de la gente. El problema con la medicación es un mayor índice de recaídas al intentar discontinuar el tratamiento. Un mayor porcentaje de las personas que toman medicación recae durante los años siguientes al tratamiento que las que reciben CBT, porque lo que se logra con el tratamiento tiende a mantenerse con el paso del tiempo. Además, en el caso de las personas que reciben tanto medicación como CBT, una manera de predecir el resultado a largo plazo es conocer sus creencias sobre por qué han mejorado. En un estudio sobre la combinación de la terapia conductual y la medicación, Basoglu y otros (1994) descubrieron que las personas que creían que su mejora se había debido a la medicación tenían más probabilidades de empeorar en los seis meses siguientes a la finalización del tratamiento que las que creían que era la terapia conductual (y, por ende, sus propios esfuerzos) la causante de los buenos resultados.

Hazte un contrato
y ponte metas realistas

Ahora que ya comprendes mejor tus ataques de pánico y tu ansiedad, el siguiente paso es empezar a planificar la conquista de tus miedos. El tratamiento del pánico incluye una serie de pasos:

- Observar tus síntomas de pánico para que puedas aprender cuáles son tus propias pautas de respuesta e identificar las situaciones o los desencadenantes que hacen que te sientas vulnerable.
- Aprender nuevas estrategias para controlar tus síntomas de pánico y dejar de temer a las sensaciones físicas intensas.
- Desarrollar tus habilidades para identificar y contrarrestar los pensamientos de ansiedad.
- Hacer frente gradualmente a los desencadenantes, a las sensaciones físicas o a las situaciones que hacen que te sientas nervioso o presa del pánico.
- Reducir la evitación y el uso de comportamientos de seguridad (por ejemplo, llevar artículos como un teléfono móvil, agua o medicación, o ir acompañado de una persona conocida).

Cuando sigas los pasos que aparecen en este libro, descubrirás que tu ansiedad y tu evitación se reducen y que recuperas tu sensación de seguridad. Empezarás a recuperar tu vida y tu nivel de bienestar empezará a mejorar, quizás incluso hasta las cotas previas a la primera experiencia de pánico. Ya no sentirás que siempre tienes que estar limitado a una «zona de seguridad».

Los pasos del tratamiento que seguirás a lo largo de este libro requieren de un esfuerzo de tu parte. Si quieres sentirte mejor, tendrás que practicar las estrategias que irás aprendiendo día a día. Las estrategias no serán útiles si te limitas a aprenderlas pasivamente, y no serán eficaces si te limitas a leerlas y no las implementas en tu vida. Te pediremos que pongas tus experiencias por escrito para que puedas examinarlas y aprender de ellas. Necesitarás tener valentía para desafiar gradualmente a tus miedos. Lo ideal es que dediques un rato cada día a superar tu pánico. Como puedes ver, estos pasos requieren un compromiso por tu parte. El compromiso incluirá tiempo, recursos mentales y energía emocional. Pero al hacer esta inversión, tu vida cambiará para mejor.

Comprométete a cambiar

Es posible que te resulte difícil encontrar el tiempo para aprender y practicar el material que se ofrece en este libro. Quizás tengas una vida muy ajetreada y te resulte difícil encontrar un minuto libre cada día para concentrarte en ti. Para llevar a cabo estas soluciones tendrás que hacer tiempo, estableciendo prioridades y organizando el tiempo cada día para ti y para tu bienestar. Si piensas en el tiempo que has desperdiciado estando consumido por tu ansiedad y por el miedo a los síntomas del pánico, quizás valga la pena que reserves tiempo en los próximos dos meses para conquistar tu ansiedad y recuperar tu vida.

Ejercicio: *Planificar el tratamiento*

Dedica un rato ahora a examinar cómo vas a hacer que el cambio sea una prioridad. En una página nueva en tu diario, trata de responder a las siguientes preguntas:

- ¿Cómo vas a reorganizar tu vida para dedicar tiempo a practicar las estrategias que aprendas mientras trabajas con los próximos capítulos?
- ¿Qué otros compromisos pueden interferir con el cumplimiento de tu plan? ¿Qué soluciones puedes usar para hacer frente a esos otros compromisos?
- ¿Cuáles son tus motivaciones para superar el pánico?
- ¿De qué manera cambiará tu vida cuando el miedo deje de controlarte?
- ¿Tienes alguna reserva respecto a la idea de seguir los pasos que aparecen en este libro?
- ¿Cómo podrías superar tus reservas?
- ¿Cómo te recompensarás (semanalmente) mientras te desafías a practicar las estrategias de este libro?

Cuando hayas respondido a estas preguntas, el siguiente paso es considerar qué va a significar el cambio para ti.

¿Cuáles son los beneficios y los costes del cambio para ti?

Cualquier cambio puede tener tanto beneficios como costes. En algunas ocasiones es fácil hacer un cambio y en otras resulta más difícil. Es importante que examines los beneficios y los costes del cambio para que estés preparado para el impacto que el cambio tendrá en tu vida. Un importante beneficio que describe la mayoría de las personas con pánico es que empiezan a tener control de sus vidas y a sentir que están volviendo a la «normalidad», que vuelven a sentir que pueden hacer cosas sin preocuparse de la posibilidad de entrar en pánico o de sentir ansiedad, o cuestionar su capacidad de hacer frente a una situación.

Ejercicio: *Beneficios del cambio*

Piensa en cuáles serían los beneficios del cambio para ti y escribe en tu diario las respuestas a las preguntas que aparecen abajo.

- ¿Cuáles son los motivos, las motivaciones o las inspiraciones para llevar a cabo los cambios que se describen en este libro?
- ¿Por qué merecerá la pena poner en práctica las estrategias que aprenderás, incluso si inicialmente hacen que sientas más ansiedad?
- ¿Qué aspectos de tu vida mejorarán si eres capaz de superar tus ataques de pánico y tu ansiedad?

Uno de los costes del tratamiento es que es posible que al inicio sientas más ansiedad e inquietud, antes de que consigas dominar las estrategias de este libro. Las estrategias para hacer frente al pánico que has desarrollado han funcionado a corto plazo. Por ejemplo, comportamientos como huir de las situaciones cuando sientes ansiedad, distraerte de los sentimientos que la provocan, asegurarte de que una persona «de confianza» te acompañe y evitar del todo las situaciones que te provocan ansiedad son maneras fáciles de reducir tu miedo. Aunque esas estrategias funcionan a corto plazo, mantenerlas resulta molesto. Nosotros llamamos *estrategias de remedio rápido* a esos comportamientos para hacer frente a la ansiedad. Con el tiempo, esas estrategias son costosas en lo que se refiere al bienestar, a la libertad, al control, a la independencia y, por último, a la seguridad en uno mismo. A la larga, estas estrategias de «remedio rápido» dejan de funcionar, y ése es el motivo por el que estás leyendo este libro.

Una de las ironías de superar los problemas del pánico es el requerimiento de que inicialmente uno debe experimentar el miedo para poder conquistarlo a la larga. Cuando empicces a eliminar tus estrategias de «remedio rápido», todavía no habrás dominado la alternativa, las estrategias útiles de las que hablaremos en este libro. De modo que debes estar preparado para experimentar un poco de ansiedad e inquietud a corto plazo para conseguir el objetivo a largo plazo de conquistar tu pánico. Es un caso de «sufrir a corto plazo para ganar a largo plazo», al menos en lo que respecta a la superación del pánico. Al principio, prestar atención a tu ansiedad y a los síntomas del pánico (un paso necesario para superar los ataques de pánico) puede producir un incremento de los niveles de ansiedad, miedo y pánico. Ten paciencia. tus síntomas acabarán aliviándose.

Ejercicio: *Los costes del cambio*

Piensa en cuáles son los costes del cambio para ti y escribe en tu diario tus respuestas a las preguntas que aparecen abajo.

- ¿Cuáles son los costes potenciales del cambio para ti?
- ¿Qué desafíos tendrás que superar para poder llevar a cabo las estrategias que se describen en este libro?
- ¿Qué obstáculos puedes encontrar mientras trabajas para superar el pánico?

Además del aumento de la ansiedad que podrías experimentar cuando empieces a trabajar con tu pánico, otro coste potencial del tratamiento es la alteración que esto podría producir en lo que respecta al funcionamiento de tu familia. A menudo, los familiares suelen hacer cosas para proteger a sus seres queridos y evitarles la ansiedad. Este proceso, a veces llamado *adaptación*, puede conllevar asumir cada vez más roles y responsabilidades familiares para que la persona que sufre los ataques de pánico pueda evitar sentir éste. Las formas habituales en que la familia puede adaptarse a los síntomas de la persona incluyen:

- Dejar de ir a comer a restaurantes.
- Elegir asientos junto al pasillo o cerca de una salida.
- Evitar lugares de reunión o actividades donde haya mucha gente.

- Asumir responsabilidades como hacer la compra o llevar a los niños a sus actividades.
- Llevar siempre un teléfono móvil o un busca para estar localizable en todo momento.
- No ir de vacaciones lejos de casa o fuera de la «zona de seguridad».
- Acompañar a la persona que tiene miedo de ir sola a algún sitio.
- Evitar los viajes de trabajo en los que uno tenga que ausentarse durante unos días.

Los roles familiares también cambian cuando las personas empiezan a superar su ansiedad. Piensa en el siguiente ejemplo. Kathleen llevaba veinte años viviendo con su trastorno de pánico. Su ansiedad le quitaba independencia y ella se sentía incapaz de realizar las pequeñas tareas de la vida cotidiana, como hacer la compra, conducir o incluso caminar sola. Necesitaba que su marido la llevara en coche a hacer la compra, o que la acompañara cuando ella quería salir a dar un paseo a pie. Se sentía muy cómoda cuando estaba con su marido, pero sentía ansiedad y pánico cuando estaba sola. Para Kathleen, recuperarse del pánico implicaba dar pequeños pasos para llegar a ser más independiente en su vida. Ella practicó caminando sola por su barrio, estando sola en casa y yendo sola a la tienda de la esquina. Cuando empezó a sentirse más cómoda en esas situaciones, su independencia aumentó y ella se retó a sí misma con tareas más difíciles. Mientras Kathleen se recuperaba del pánico, toda su vida cambió de rumbo. Aunque su marido estaba contento al ver los pasos que ella había dado, también sentía que su papel en la familia había cambiado y que Kathleen ya no le necesitaba como antes. Para ella, recuperarse del pánico significó volver a hacer balance de su relación con su marido.

Ejercicio: *Adaptación de la familia*

Piensa en el papel que podrían estar desempeñando los miembros de tu familia en el hecho de permitirte huir de las situaciones y los síntomas que temes, o evitarlos. Cuanto mayor sea el tiempo que llevas teniendo ataques de pánico, más notarás que las personas que son importantes para ti han asumido ciertos roles para adaptarse a tu ansiedad. Aunque sus esfuerzos pueden ayudar a corto plazo, a la larga esos comportamientos contribuyen a mantener tu ansiedad y tu miedo. En tu diario, responde a las siguientes preguntas:

- ¿A qué roles o funciones familiares has renunciado, o cuáles has reducido, a causa de tu pánico y tu ansiedad?
- ¿Qué esfuerzos hace tu familia para ayudarte a mantener tu ansiedad a un nivel manejable?
- ¿De qué maneras los miembros de tu familia se adaptan a tus síntomas (ayudándote a evitar ciertas situaciones)?
- Cuando empieces a superar tu ansiedad, ¿de qué modo podrían verse afectadas tus relaciones familiares?

Tus metas a corto y largo plazo

Pensar en la curación del pánico en términos de pasos resulta de gran ayuda. Los pasos pequeños son tus metas a corto plazo. Entre las metas a corto plazo se pueden incluir volver a realizar actividades que habías dejado de lado, reducir la evitación y aprender estrategias para manejar los ataques de pánico. Los grandes pasos son tus metas a largo plazo. Estos son los pasos que no alcanzarás de la noche a la mañana, pero que se pueden alcanzar como resultado de haber dado muchos pasos pequeños, logrando así cada vez más objetivos a corto plazo. Las metas de largo plazo pueden incluir volver al trabajo después de una larga ausencia, aumentar tu seguridad en ti mismo, reducir la ansiedad anticipadora, sentirte más cómodo con las sensaciones físicas y, en el caso de algunas personas, sentir que vuelves a la «normalidad».

Cuando Jack vino buscando un tratamiento, dijo que sentía que la ansiedad y el pánico controlaban su vida. Ya no se sentía como la persona que solía ser (alguien independiente, seguro de sí mismo, y un profesional capaz, supervisor de nueve personas). Debido a su temor a los ataques de pánico, Jack ya no se sentía tranquilo cuando estaba solo. Únicamente se sentía seguro cuando estaba con su esposa o con algunos amigos que sabían por lo que estaba pasando. Empezó a faltar al trabajo porque se sentía muy nervioso y fuera de control. Jack temía la posibilidad de estar perdiendo el control o volviéndose loco. Se sentía débil como persona porque cada pequeña tarea se había convertido en un gran desafío para él. El mero hecho de ir a la tienda de alimentación o de conducir el coche era una experiencia terrible debido a su ansiedad.

Cuando hablamos de las metas de Jack para el tratamiento, él declaró que simplemente quería ser capaz de levantarse por la mañana y no preocuparse por cómo se iba a sentir durante ese día, por si sería capaz de manejarse, o por cómo haría frente a las situaciones. Eran unas metas a largo plazo razonables. No las conseguiría de la noche a la mañana, pero se realizarían cuando Jack comenzara a practicar las estrategias que le iban a ayudar a superar su pánico. Después de hablar un poco sobre sus objetivos, establecimos cuáles eran sus metas a corto plazo. Él se propuso aprender qué era el trastorno de pánico y cómo le estaba afectando. Se propuso seguir las sugerencias del tratamiento y practicar las estrategias, al tiempo que mantenía una mente abierta. Se preparó para sentir una cierta inquietud mientras trabajaba para alcanzar esos objetivos.

Cuando establezcas tus metas, es importante que éstas sean específicas, que no sean vagas. Si las metas son demasiado vagas, no quedará claro qué pasos vas a tener que dar para alcanzarlas. Cuando las metas son específicas, resulta mucho más fácil decidir qué pasos son necesarios para alcanzar los objetivos, y es mucho más fácil saber si uno los ha alcanzado. Considera los siguientes ejemplos:

Metas vagas
• Sentirme mejor por la mañana.
• Sentir menos ansiedad cuando salga.
• Recuperar mi vida normal.
• Recuperar el control de mis emociones.

Metas específicas
• Ser capaz de conducir el coche hasta la tienda.
• Ir a hacer la compra solo/a.

- Jugar al golf con mis amigos.
- Dejar de tener ataques de pánico en los aviones.

Ejercicio: *Establecer metas*

Ahora, dedica un tiempo a considerar cuáles son tus metas (recuerda que debes ser específico) y a responder a las siguientes preguntas en tu diario:

- ¿Cuáles son tus metas a largo plazo?
- ¿Cuáles son tus metas a corto plazo?
- ¿Cuáles son los obstáculos potenciales que podrían interferir en la consecución de tus metas?
- ¿Qué pasos puedes seguir para superar los obstáculos que has identificado?

Tener expectativas realistas

La mayoría de las personas con trastorno de pánico que busca tratamiento lo hace con la esperanza de eliminar la ansiedad y el pánico de su vida. Ciertamente, el tratamiento no puede eliminar toda la ansiedad. De hecho, no querríamos hacer eso porque la ansiedad y el miedo tienen funciones importantes en la vida. Estas respuestas te ayudarán a prepararte para manejar una amenaza futura y a protegerte cuando te enfrentes a un peligro inmediato. Eliminar el miedo por completo no es una meta realista (ni siquiera es deseable). Si tienes expectativas realistas, es mucho más probable que logres tus objetivos.

Es realista esperar que este tratamiento te enseñe estrategias para recuperar el control de tu vida. Aunque no elimines la ansiedad y el miedo por completo, probablemente tendrás mucho menos miedo de lo que le está ocurriendo a tu cuerpo durante un ataque de pánico y te sentirás mucho más seguro de tu capacidad de hacer frente a las situaciones que ahora te ponen nervioso. Además, aprenderás nuevas maneras de responder a tu ansiedad. Por último, al usar las estrategias descritas en este libro, es muy probable que llegues a un punto en el cual tu ansiedad y tu miedo se reduzcan hasta un nivel en el que ya no te afecte y no interfiera con tu vida.

Para algunas personas, el mero hecho de practicar las estrategias de este libro será suficiente para superar el trastorno de pánico. Para otras será necesario un tratamiento más intensivo. Como comentamos en la introducción, si las estrategias descritas en este libro no son suficientes, hay otra serie de opciones a tu disposición, entre éstas buscar una lectura adicional y obtener la ayuda profesional de un terapeuta o médico que tenga experiencia en estos tratamientos.

Ejercicio: *Hacer un contrato*

Ahora que has considerado tu compromiso de cambiar, que has evaluado los beneficios y los costes de superar tu pánico y que has establecido tus metas, ha llegado la hora de hacerte un contrato a ti mismo. En tu diario, escribe tus respuestas a las siguientes preguntas:

- ¿Estás preparado para comprometerte a utilizar las estrategias de tratamiento descritas en este libro?
- ¿Qué período de tiempo estás dispuesto a dedicar a implementar este plan? (Nosotros recomendamos que te comprometas a dedicar un período mínimo de doce semanas).
- Cuando las cosas se pongan difíciles, ¿qué apoyos tendrás para mantenerte motivado y en el camino? Por ejemplo, ¿pueden tu esposo/a, un miembro de tu familia o un amigo/a íntimo/a darte los ánimos que necesitas para realizar los ejercicios que se describen en este libro?
- ¿Cómo vas a recompensarte por cada semana que hayas dedicado a tu recuperación?

Examina los síntomas de tu pánico

Ahora que te has comprometido a realizar un cambio, el primer paso es examinar tus experiencias de pánico y ansiedad, para poder saber cuál es tu patrón de síntomas y cuáles son las situaciones que los desencadenan. Prepárate para sentir más ansiedad cuando te concentres en tus miedos y tu ansiedad, pero recuerda que esa ansiedad será temporal y se irá reduciendo gradualmente mientras vas aprendiendo las estrategias que aparecen en este libro. Recuerda los motivos que identificaste en el capítulo 2 para llevar a cabo este cambio. Esos motivos te ayudarán a mantenerte ahí y a continuar utilizando las estrategias de tratamiento, incluso cuando sientas una gran ansiedad.

Descomponer la ansiedad y el pánico

Con frecuencia, uno siente que el pánico y la ansiedad son incontrolables y abrumadores. Una estrategia útil para tratar el pánico es descomponerlo en componentes más manejables, de manera que cada uno de ellos pueda ser atacado directamente. Éstos incluyen un componente físico (lo que sientes durante el pánico), un componente cognitivo (lo que piensas) y un componente de comportamiento (lo que haces).

EL COMPONENTE FÍSICO

El componente físico del pánico es obvio. Cuando la mayoría de la gente piensa en sus ataques de pánico, piensa en las intensas sensaciones físicas que experimenta. No es de sorprender que muchas de las personas que tienen ataques de pánico acaben en la sala de urgencias de su localidad o en la consulta del médico, porque están convencidas de que debe de estar ocurriéndoles algo terrible. El componente físico incluye todos los síntomas que tienen lugar en tu cuerpo cuando sienes pánico, tal como se describió anteriormente.

Ejercicio: *El componente físico*

En tu diario, anota las diferentes sensaciones físicas y los síntomas que tiendes a experimentar cuando sientes pánico o ansiedad. Los síntomas físicos más comunes pueden incluir mareo, aceleración del corazón o palpitaciones, dolor en el pecho, dificultad para respirar, sensación de ahogo, sensación de desvanecimiento o vahídos, sensación de hormigueo o de adormecimiento, sensación de irrealidad o sensación de desvinculación del cuerpo o de lo que ocurre alrededor, calores o escalofríos, sudoración, temblores y visión borrosa.

EL COMPONENTE COGNITIVO

El segundo componente del pánico es el componente cognitivo, el cual incluye cualquier pensamiento que pase por tu mente cuando sientes ansiedad. Los pensamientos pueden tomar la forma de predicciones sobre las cosas malas que podrían ocurrir (como perder el control o «desmadrarte»), creencias sobre tu capacidad o incapacidad de hacer frente a una situación, tus expectativas sobre cómo se va a desarrollar una situación, o imágenes mentales de consecuencias catastróficas (como visualizarte salir corriendo de una habitación llena de gente o desmayándote en una reunión de trabajo). Los ejemplos de las creencias más comunes relacionadas con el pánico incluyen:

• Si entro en pánico, me desmayaré.
• Si no salgo de aquí, me volveré loco por la ansiedad.
• No podré arreglármelas si intento hacer esto yo solo.
• Este pánico podría continuar eternamente.
• Jamás volveré a sentirme normal.
• La ansiedad significa que soy débil.
• La gente nota que estoy nervioso.

Otra característica del componente cognitivo del pánico es la tendencia a prestar una atención adicional a la información que confirma tus creencias de ansiedad y a ignorar la información que las desmiente. Las personas con trastorno de pánico tienden a examinar sus cuerpos en busca de las sensaciones que temen, están muy familiarizadas con sus sensaciones físicas y suelen asustarse cuando notan las sensaciones que están buscando. También pueden ser propensas a recordar particularmente una información bien cuando ésta confirma sus creencias de ansiedad. Por ejemplo, puede resultarles difícil olvidar los detalles de cómo Ahmad Harris, un jugador de fútbol americano de veintidós años, murió súbitamente de un infarto masivo en 2002. La historia incluso puede interpretarse erróneamente como apoyo a la creencia de que hacer ejercicio es peligroso.

Ejercicio: *El componente cognitivo*

En tu diario, escribe los pensamientos, las creencias y las interpretaciones más habituales que tienden a contribuir a tus sentimientos de pánico y ansiedad. Los ejemplos podrían incluir la preocupación de volverte loco, de perder el control o de morir; el miedo a tener un infarto o a desmayarte; el miedo a vomitar o a tener diarrea; el miedo a no poder huir de una situación o a no conseguir ayuda, y el miedo a pasar vergüenza o a que otras personas noten tu ansiedad.

EL COMPONENTE DE COMPORTAMIENTO

El tercer componente del pánico es el componente del comportamiento. Éste incluye lo que haces cuando sientes pánico y lo que haces para evitar sentirlo. Las respuestas habituales de comportamiento incluyen huir de la situación (por ejemplo, dejar tu carrito de la compra lleno en el pasillo y marcharte del supermercado porque tienes un ataque de pánico) o evitar del todo una situación (como ir de compras únicamente cuando estás con alguien con quien te sientes cómodo o cancelar los planes de salir porque «no te sientes bien»). Hay un abanico de otras respuestas de comportamiento que suele tener la gente cuando siente ansiedad. Éstos son algunos ejemplos:

- Distracción (por ejemplo, entablar una conversación mientras esperas en una cola, cantar una canción en tu cabeza para evitar pensar en tu ansiedad, poner la radio mientras conduces para no tener que concentrarte en cómo te estás sintiendo).
- Llevar contigo ciertos artículos (como medicamentos, un teléfono móvil, una bolsa o agua) para sentirte seguro.
- Sentarte junto al pasillo en el cine, o en la parte posterior del teatro, para poder escapar más fácilmente si tienes un ataque de pánico.
- Utilizar el alcohol u otras sustancias (como la marihuana) para manejar tu ansiedad.

Piensa en el ejemplo de Gail a modo de ilustración del influjo que los ataques de pánico pueden ejercer en el comportamiento. Cuando Gail experimentaba un ataque de pánico, tenía unas desagradables molestias estomacales y la sensación de que iba a tener diarrea. Aunque en realidad nunca tuvo un «accidente» durante un ataque de pánico, tenía la angustia persistente de que eso iba a ocurrir. Gail empezó a llevar un medicamento antidiarreico, por si empezaba a sentir pánico, lo cual creía que podía provocarle una diarrea. Gail también evitaba beber café y desayunar las mañanas en que tenía que salir, porque de ese modo, si le daba un ataque de pánico, no habría comido nada que pudiera desencadenar una diarrea. Gail empezó a evitar una serie de actividades, incluyendo comer en restaurantes y hacer vida social con sus amigos, porque nunca sabía cómo se iba a sentir. También evitaba las actividades en las que no había baño o no era fácil acceder a él, como, por ejemplo, los partidos de fútbol de su hija, jugar al golf con su marido y conducir el coche largas distancias en el campo. El temor de Gail a tener un ataque de pánico se traducía en una evitación significativa en muchas áreas de su vida. Sus comportamientos incluían tanto la evitación evidente (dejar de hacer vida social) como formas de evitación más sutiles (llevar consigo medicamentos y no comer ciertos alimentos). La evitación de Gail afectaba fundamentalmente a sus relaciones sociales, a su trabajo, a sus relaciones con su marido e hijos, a su estado de ánimo y a su opinión de sí misma.

Ejercicio: *El componente de comportamiento*

En tu diario, escribe los comportamientos más habituales que utilizas para evitar sentir pánico o reducir tus sentimientos de pánico cuando aparecen. Esto debería incluir una lista de las situaciones que tiendes a evitar por completo, así como un lista de las maneras sutiles en las que las evitas (como, por ejemplo, asegurándote de que siempre haya alguien contigo, marchándote pronto de un evento, sentándote en un lugar en particular, distrayéndote, usando el alcohol para hacer frente a la situación y llevando artículos que te den seguridad, como un medicamento, un teléfono móvil o agua).

Interacciones entre los tres componentes

Los componentes del pánico, físico, cognitivo y de comportamiento, interactúan unos con otros y cualquiera de ellos puede desencadenar cambios en los demás. Por ejemplo, Marc se encontraba en una reunión en el trabajo cuando sintió palpitaciones (componente físico). Esto desencadenó una serie de pensamientos: «¿Y si entro en pánico ahora mismo? Tendría que salir de la reunión y la gente pensaría que me pasa algo. Si entro en pánico y no me da tiempo a salir, podría tener un infarto» (componente cognitivo). Marc empezó a sudar y a sentirse «irreal» (componente físico). Pensó: «Esto está empeorando. Tengo que salir de aquí antes de que ocurra algo terrible» (componente cognitivo). Entonces salió de la reunión (componente de comportamiento). En cuando Marc se marchó de la reunión, sintió que los síntomas físicos de la ansiedad se reducían enormemente (componente físico).

A partir de este ejemplo, puedes ver que los pensamientos pueden hacer que las sensaciones físicas empeoren, y las sensaciones físicas, a su vez, pueden alimentar pensamientos cada vez más angustiosos. Las respuestas de comportamiento también pueden servir para aumentar los pensamientos y las sensaciones de angustia. Las estrategias de tratamiento que describimos en este libro están diseñadas específicamente para atacar a esos tres componentes y para que recuperes el control.

Ejercicio: *Examina los tres componentes del pánico*

Para convertirte en un experto identificando lo que desencadena el pánico en ti y para desarrollar una comprensión de los componentes de tu propia ansiedad y pánico, usa una página nueva en tu diario para anotar la siguiente información cada vez que sientas ansiedad a lo largo de la próxima semana.

- Situación. Toma nota de la situación en la que te encontrabas cuando sentiste ansiedad, miedo o pánico. ¿Qué estabas haciendo? ¿Dónde estabas? ¿Con quién estabas? ¿Eres consciente de cualquier desencadenante (algo que te ocurrió, una sensación que tuviste) de tu ansiedad?
- Nivel de miedo o ansiedad. Anota la intensidad de tu miedo o ansiedad utilizando una escala del 0 al 100, en la que 0 indique que no estabas experimentando ninguna ansiedad o miedo en absoluto y 100 indique que estabas experimentando la peor ansiedad o el peor pánico que puedas llegar a imaginar.
- Sensaciones físicas. ¿Qué sensaciones físicas experimentaste en tu cuerpo?
- Pensamientos de ansiedad. ¿Qué pensamientos pasaban por tu mente? ¿Qué temías que pudiera ocurrir? ¿Cuáles eran tus predicciones angustiosas en relación con la situación? ¿Cuáles eran tus expectativas en relación con tus habilidades para hacer frente a la situación?
- Comportamiento de ansiedad. ¿Qué hiciste en esa situación? ¿Cómo reaccionaste? ¿Utilizaste comportamientos que

te daban seguridad? ¿Huiste de la situación? ¿La evitaste totalmente?

Cuando hayas puesto por escrito tu ansiedad y tu pánico durante una semana, repasa tu diario desde el principio y anota tus respuestas a las siguientes preguntas:

- ¿Qué aprendiste sobre los desencadenantes o las situaciones que están asociadas a los sentimientos de ansiedad o de pánico? ¿Notaste algún patrón? ¿Te parece que alguno de tus episodios de pánico puede desencadenarlo un síntoma físico?
- ¿Había un patrón en los síntomas o los pensamientos temerosos que experimentaste cuando sentiste ansiedad o pánico?
- ¿Qué fue lo peor que ocurrió cuando sentiste ansiedad o pánico? ¿Tus predicciones temerosas se hicieron realidad?
- Cuando tu ansiedad estaba en su peor momento, ¿cuánto duraba (por ejemplo, treinta segundos, pocos minutos, diez minutos, veinte minutos, etc.) antes de empezar a disminuir?

Estudia tus estados de ánimo

Es posible que hayas notado que tus ataques de pánico afectan a tus estados de ánimo. Por ejemplo, es posible que sientas una tristeza y una desesperanza crecientes, pensando que las cosas no van a cambiar, y quizás cuando piensas en ti utilizas términos negativos como *débil, inútil* o *incapaz*. Puesto que las personas con trastorno de pánico evitan las situaciones que ellas asocian con éste, a menudo se privan de experiencias que son importantes en sus vidas y que les dan placer. No es raro que las personas con trastorno de pánico desarrollen síntomas de depresión. De hecho, en el caso de algunos individuos, la depresión puede estar presente incluso antes de la aparición de los ataques de pánico.

Mientras llevas a cabo las estrategias de tratamiento descritas en este libro, probablemente notarás que tus estados de ánimo mejoran. Volverás a realizar actividades que has estado evitando y comenzarás a sentirte más eficaz y mejor en relación contigo mismo.

Ejercicio: *Estudiar tus estados de ánimo*

A lo largo de la semana que viene, utiliza tu diario para llevar un control de tus niveles de ansiedad y depresión. Al final de cada día, anota lo siguiente:

- Tu nivel promedio de ansiedad durante el día, usando la escala de 0 a 100 descrita anteriormente.
- Tu nivel promedio de depresión durante el día, usando la escala de 0 a 100 en la que 0 indica que no estuviste deprimido en absoluto y 100 que te sentiste lo más deprimido que puedas llegar a imaginar.
- Cualquier pensamiento negativo que hayas tenido sobre ti, sobre otras personas o sobre tu futuro.
- ¿Cuál es la relación entre tu ansiedad y tu depresión?

- ¿Cuáles fueron tus niveles más altos de ansiedad y depresión a lo largo de la semana?
- ¿Cuáles fueron tus niveles más bajos de ansiedad y depresión a lo largo de la semana?
- ¿Cómo varían tus pensamientos según las fluctuaciones en la intensidad de tu ansiedad y tu depresión?

Cuando hayas llevado un control de tu depresión y tu ansiedad durante una semana, examina tus respuestas y contesta las siguientes preguntas en tu diario:

- ¿Cuál es la relación entre tu ansiedad y tu depresión?
- ¿Cuáles fueron tus niveles más altos de ansiedad y depresión a lo largo de la semana?
- ¿Cuáles fueron tus niveles más bajos de ansiedad y depresión a lo largo de la semana?

¿Cómo han ido variando tus pensamientos en función de las fluctuaciones en la intensidad de tu ansiedad y tu depresión?

Sustituye los pensamientos de ansiedad por pensamientos realistas

¿Qué pasaría si estuvieras completamente seguro de que tus síntomas de pánico no son peligrosos? Si supieras con una certeza del cien por cien que no te vas a morir, ni vas a tener un infarto, ni vas a volverte loco, ni a perder el control, ni a vomitar, ni a tener diarrea, ni a hacer el ridículo durante un ataque, ¿seguirías temiendo tener ataques de pánico? Si, de alguna manera, te garantizaran que tus ataques de pánico no continuarían indefinidamente, sino que siempre acabarían al poco rato, ¿seguirías teniendo miedo de sentir pánico? Si estuvieras completamente seguro de que lo peor que te podría ocurrir durante un ataque de pánico es que temporalmente pasarías un mal rato, ¿seguirías temiendo al pánico? Como comentamos antes, el mayor problema para las personas que tienen trastorno de pánico no son los ataques de pánico en sí mismos, sino sus creencias sobre los ataques de pánico y su miedo a éste. Son esas predicciones negativas, atemorizantes, las que les hacen preocuparse por tener más ataques, buscar en su cuerpo síntomas relacionados con el pánico, reaccionar a sensaciones físicas normales (como una aceleración del ritmo cardíaco o un mareo) con un miedo extremo y evitar las situaciones que han llegado asociar al pánico.

Si logras aprender a preocuparte menos de tener ataques de pánico, es casi seguro que empieces a experimentar el pánico con menos frecuencia. De hecho, en cuanto estés verdaderamente dispuesto a experimentar los ataques, con toda probabilidad desaparecerán. El objetivo de este capítulo es ayudarte a que empieces a ver tus ataques de pánico como breves períodos de molestias (como un dolor de cabeza, un dolor en la rodilla o una erupción cutánea), en lugar de verlos como una fuente de peligro o una amenaza.

La investigación sobre los pensamientos de ansiedad

Después de dos décadas de investigación sobre el papel de los pensamientos de ansiedad en el inicio y el mantenimiento del trastorno de pánico, ahora es bien conocido que los ataques de pánico están influidos por las creencias, las interpretaciones y otros procesos cognitivos de la persona. Piensa en los siguientes descubrimientos de la investigación:

- Numerosos estudios han descubierto que las personas con trastorno de pánico experimentan elevados niveles de miedo en respuesta a síntomas normales de excitación física, incluidos la aceleración del ritmo cardíaco, el mareo y la dificultad para respirar (Chambless y Gracely, 1989; Taylor, Koch y McNally, 1992).
- Algunos investigadores han descubierto que las personas con trastorno de pánico tienden más que otras

a ser conscientes de los latidos de su corazón (Van der Does, Anhony, Barsky y Ehlers, 2000).

- Las personas con trastorno de pánico tienen una mayor tendencia a prestar atención a las sensaciones físicas molestas cuando éstas aparecen que las personas que no tienen ansiedad (Ehlers y Breuer, 1995), e incluso se concentran más intensamente en las palabras relacionadas con los síntomas del pánico, como *corazón* y *palpitaciones* (Ehlers, Margraf, Davies y Roth, 1988).

- Las personas con trastorno de pánico tienen más probabilidades de recordar palabras relacionadas con una amenaza (McNally, Hornig, Otto y Pollak, 1997) que las que no sienten ansiedad y tienen más probabilidades de recordar haber visto fotografías de rostros que anteriormente habían calificado como «seguros» (rostros de personas con las que da la impresión de que se podría contar en caso de necesidad) (Lundh, Thulin, Czyzykow y Öst, 1998).

- Las personas con trastorno de pánico tienden a interpretar los síntomas físicos como una señal de alguna catástrofe inmediata (como tener un infarto o volverse locas) con mayor frecuencia que las que no tienen problemas de ansiedad, especialmente cuando no saben qué está causando esos síntomas (Clark y otros, 1997).

- Las personas con trastorno de pánico tienden a sobrestimar la probabilidad de tener ataques de pánico en las situaciones que temen (Schmidt, Jacquin y Telch, 1994). Además, algunos investigadores han descubierto que la expectativa de que uno va a entrar en pánico está asociada a una mayor probabilidad de entrar realmente en pánico (Kenardy y Taylor, 1999).

Resumiendo, existen importantes indicios de que el trastorno de pánico está asociado a una tendencia mayor de la normal a prestar atención a los síntomas físicos, a recordar la información que encaja con las creencias de ansiedad que uno tiene y a interpretar erróneamente los síntomas físicos como peligrosos. No es de sorprender, entonces, que cuanto más miedo se tiene a unas determinadas sensaciones físicas, más se tiende a notar esos síntomas, en parte porque se están buscando. Si buscas síntomas, probablemente los encontrarás. Ese podría ser el motivo por el cual al ver a otra persona bostezar pones en marcha tu propia sensación de tener que bostezar.

Ejercicio: *Los efectos de prestar atención a tu cuerpo*

Durante los próximos sesenta segundos, dirige tu atención a tu cuerpo y examina la superficie de tu piel hasta que encuentres un picor. Deja de leer ahora hasta que hayas realizado esta tarea.

Ahora, en una página nueva en tu diario, anota las respuestas a las siguientes preguntas. ¿Cuánto tardaste en localizar un picor en tu piel? ¿Crees que hubieras notado ese picor si no lo hubieras estado buscando específicamente? ¿Qué te dice esta experiencia sobre la relación entre estar buscando un síntoma y que éste aparezca? ¿Cuántas veces en tu vida, cuando notaste una sensación física molesta, reaccionaste a ella con miedo y acabaste entrando en un estado de pánico? Este ejercicio ha sido diseñado para demostrar que el mero hecho de buscar un síntoma puede bastar para desencadenar una consciencia de esa sensación.

Pensar con ansiedad

Para reducir la frecuencia de tus ataques de pánico, es importante que cambies tu forma de pensar sobre el pánico y sobre los síntomas que temes. Pero primero debes ser más consciente de los tipos de pensamientos que desencadenan tus propios ataques de pánico. Es muy probable que ya lleves algún tiempo experimentando ansiedad y pánico. Si es así, muchos de los pensamientos que subyacen a tus ataques de pánico pueden aparecer de una forma automática, tan rápidamente que ni siquiera eres consciente de ellos. Si esto te ocurre, necesitarás un poco de práctica para identificar tus pensamientos de ansiedad.

En esta sección hablaremos de dos tipos de maneras de pensar con ansiedad que se cree que contribuyen significativamente a que aparezca la ansiedad y el miedo que experimentan las personas con trastorno de pánico (Craske y Barlow, 2001). Nos referimos a estos tipos de maneras de pensar como *sobrestimar las probabilidades* y *sobrestimar la gravedad de las consecuencias*.

SOBRESTIMAR LAS POSIBILIDADES

Sobrestimar las probabilidades incluye predecir que es más probable que ocurra un determinado hecho de lo que en realidad es. Un ejemplo típico de una sobrestimación de una probabilidad en el trastorno de pánico es la creencia de que ciertos síntomas de pánico (por ejemplo, un corazón que sufre palpitaciones o se acelera, una opresión en el pecho, un mareo, una dificultad para respirar) son una indicación de padecer una enfermedad cardíaca o de estar a punto de tener un infarto. Aunque es cierto que los infartos a veces están asociados con estos síntomas, hay muchos otros factores que son propiamente más responsables de desencadenar esas sensaciones, entre ellos, centrar la atención en el cuerpo, respirar demasiado rápido o muy profundamente, el ejercicio físico, la excitación sexual, la cafeína, la nicotina, el síndrome de abstinencia del alcohol, los cambios hormonales, la ansiedad, el miedo, la excitación emocional y otras emociones intensas. Y sin embargo, no es raro que alguien que padece el trastorno de pánico dé por sentado, automáticamente, que los síntomas cardíacos son una señal de que tiene una dolencia del corazón, incluso cuando los ataques de pánico anteriores no han acabado en un infarto e incluso cuando la persona puede tener pocos factores de riesgo para tener una dolencia cardíaca (por ejemplo, una edad avanzada, presión sanguínea alta, colesterol alto, obesidad, tabaquismo o una historia familiar de enfermedades cardíacas).

Entre otros ejemplos comunes de creencias que implican una sobrestimación de las probabilidades se encuentran:

- Si me mareo, me desmayaré.
- Tendré diarrea en un lugar público.
- Quizás mi próximo ataque de pánico no se acabe nunca.

- Si no me marcho de la situación cuando tengo un ataque de pánico, sin duda perderé el control.
- Si mis ataques de pánico continúan, podría volverme loco/a.
- Si no vomité durante mi último ataque de pánico fue porque me senté y descansé.
- Si no tengo cuidado, podría morir de un ataque de pánico.

Algunas de estas frases son completamente inciertas (por ejemplo, nadie muere jamás ni se vuelve loco como resultado de un ataque de pánico), mientras que otras son simplemente exageraciones de las probabilidades reales. Por ejemplo, aunque es extremadamente raro que un mareo acabe en un desmayo, es bastante posible. Desmayarse mientras se siente miedo es bastante común entre las personas que tienen fobia a la sangre y a las agujas (*véase* Antony y Swinson, 2000), aunque es muy poco común en las personas con trastorno de pánico.

Ejercicio: *Anotar las sobrestimaciones de las probabilidades*

Para ser más consciente de tus propias sobrestimaciones de las probabilidades, intenta responder a las siguientes preguntas cada vez que sientas ansiedad o cada vez que sientas la necesidad de huir o de evitar una situación. Repite este ejercicio siempre que sientas ansiedad, al menos durante las próximas semanas, hasta que te resulte fácil identificar tus sobrestimaciones de las probabilidades. Anota tus respuestas en tu diario.

- ¿Qué es lo que temo que pueda ocurrir?
- ¿Qué podría ocurrir si no me marcho de la situación?
- ¿Cuál sería la consecuencia de entrar en la situación y permanecer en ella?
- ¿Qué cosas terribles estoy prediciendo que van a ocurrir?

SOBRESTIMAR LA GRAVEDAD DE LAS CONSECUENCIAS

Sobrestimar la gravedad de las consecuencias implica dar por sentado que un resultado concreto será peor de lo que en realidad va a ser. Este tipo de forma de pensar a veces se denomina *catastrofizar* o *tener un pensamiento catastrófico*, y está asociado a la tendencia a exagerar la importancia de la posibilidad de que una predicción específica se haga realidad. Las siguientes frases son ejemplos de sobrestimación de la gravedad de las consecuencias:

- Sería un desastre que me entrara el pánico en un cine.
- Si tengo un ataque de pánico, no podré hacer frente a la situación.
- Debo hacer todo lo que pueda por evitar experimentar un ataque de pánico o, de lo contrario, ocurrirá algo horrible.
- El pensamiento de quedarme atrapado en un ascensor es una de las peores cosas que puedo imaginar.
- Cuando tengo un ataque de pánico, es esencial que haya alguien conmigo por si me quedo incapacitado.

- No podría arreglármelas si tuviera un ataque de pánico en el trabajo.
- Sería terrible que me desmayara, que vomitara o que tuviera diarrea.

Aunque la mayoría de estas consecuencias serían incómodas, probablemente serían mucho más manejables de lo que crees y se acabarían antes de que te dieras cuenta. ¿Se te ocurren ejemplos de tu propia vida en los que hayas exagerado las posibles consecuencias de sentir pánico o de quedarte atrapado en una situación que temes? El ejercicio que viene a continuación está diseñado para ayudarte a identificar ejemplos de formas de pensar catastróficas.

Ejercicio: *Anotar las sobrestimaciones de las consecuencias*

Para llegar a ser más consciente de tu tendencia a sobrestimar lo malos que pueden llegar a ser los resultados, intenta responder a las siguientes preguntas cada vez que sientas ansiedad o cada vez que sientas que debes evitar una situación o huir de ella: ¿Estoy prediciendo que un determinado acontecimiento será más catastrófico o inmanejable de lo que probablemente será? Dentro de cinco años, ¿seguiré pensando en este acontecimiento concreto? Continúa haciendo este ejercicio durante al menos dos semanas, hasta que identificar tus pensamientos catastrofistas te resulte fácil. Escribe tus respuestas en tu diario.

Cambiar tus pensamientos de ansiedad

En la década de los sesenta, algunos psicólogos y psiquiatras influyentes (entre ellos Aaron T. Beck, Albert Ellis y otros), comenzaron a desarrollar estrategias de desarrollo para cambiar la forma de pensar negativa con el objetivo de aliviar la ansiedad, la depresión y los problemas relacionados con ellas. Desde entonces, una serie de personas (entre ellos los psicólogos David M. Clark, David H. Barlow, Michele Craske, Ron Rapee y otros) ha pulido estas técnicas y ha demostrado mediante una extensa investigación que las estrategias cognitivas son eficaces para combatir los problemas del pánico y los miedos asociados a él (para un estudio, *véase* Antony y Swinson, 2000). En esta sección presentamos algunos de los métodos cognitivos más efectivos para combatir la forma de pensar de ansiedad, incluidos al examen de los indicios (a favor y en contra) de las predicciones motivadas por la ansiedad, el desafío de los pensamientos catastróficos y la realización de experimentos conductistas.

Examinar los indicios

Examinar los hechos implica tener en cuenta toda la información disponible con la finalidad de llegar a una conclusión realista acerca de si un primer pensamiento basado en la ansiedad es cierto. Aunque puede ser fácil conseguir evidencias que apoyen tus predicciones negativas, pensar en los motivos por los cuales tus pensamientos de ansiedad pueden no ser ciertos suele resultar más difícil. Esto se debe a la tendencia natural de las personas a conferir más peso a la información que respalda sus creencias que a la información que las contradice. Puedes responder a las siguientes preguntas para obtener indicios que respalden tu predicción de ansiedad, así como indicios que sugieran que tus pensamientos de ansiedad podrían no ser ciertos:

- ¿Estoy seguro de que mi predicción se hará realidad?
- ¿He hecho predicciones semejantes en el pasado? Si es así, ¿con qué frecuencia se hacen realidad mis pensamientos relacionados con el pánico?
- ¿Hay otras maneras de pensar en esta situación (por ejemplo, ¿es la sensación de irrealidad necesariamente una señal de que me estoy volviendo loco? O, ¿el mareo siempre es señal de que estoy a punto de desmayarme?).
- ¿Cuáles son los otros motivos por los que estoy experimentando este sentimiento?
- ¿Tengo alguna prueba de que mis ataques de pánico son peligrosos?
- ¿Cuánto tiempo suelen durar mis ataques de pánico?
- ¿Qué me diría un buen amigo o familiar si supiera que estoy teniendo estos pensamientos de ansiedad?

Mientras intentas responder a este tipo de preguntas, asegúrate de que tienes en cuenta los indicios de ambos lados del asunto. Esto es crucial para llegar a una conclusión lo más equilibrada posible. Ten en cuenta el siguiente ejemplo:

- **Creencia de ansiedad:** Si me mareo demasiado durante un ataque de pánico, me desmayaré.

71

- **Indicios que respaldan la creencia:** Cuando las personas se desmayan, normalmente se sienten muy mareadas o inestables antes. La sensación que tengo durante mis ataques de pánico es muy similar a lo que imagino que sentiría si me desmayara. El único motivo por el cual nunca me he desmayado hasta ahora es porque normalmente me tumbo durante mis ataques.

- **Indicios en contra de la creencia:** He tenido más de cien ataques de pánico en los últimos años y jamás me he desmayado, ni siquiera cuando no he podido tumbarme. Todos los libros que he leído sobre el trastorno de pánico dicen que aunque muchas personas con dicho trastorno tienen miedo de desmayarse durante sus ataques, es muy raro que un ataque de pánico provoque un desmayo. Los desmayos suelen estar causados por una caída repentina de la presión sanguínea y del ritmo cardíaco, pero los ataques de pánico normalmente están asociados a un aumento del ritmo cardíaco y de la presión sanguínea –justamente la reacción contraria a lo que suele ocurrir durante un desmayo. Si yo fuera uno de esos raros individuos que corren el riesgo de desmayarse durante un ataque de pánico, probablemente ya me habría ocurrido.

- **Conclusión racional:** Aunque hubiera una pequeña posibilidad de que me desmayara durante un ataque de pánico, la probabilidad de que eso ocurra es mínima, por muy mareado que me sienta.

Éste es otro ejemplo:

- **Creencia de ansiedad:** Si sigo teniendo ataques de pánico, probablemente me volveré loco.

- **Indicios que respaldan la creencia:** Cuando siento pánico, me parece que las cosas no están bien. Me siento irreal, como si estuviera soñando, y a veces incluso siento como si estuviera viéndome desde fuera de mi cuerpo. El trastorno de pánico se considera un «trastorno mental», de modo que si tengo ataques de pánico, es sólo cuestión de tiempo que acabe perdiendo todo contacto con la realidad. Me siento fuera de control durante mis ataques y quizás éste sea el primer paso para acabar volviéndome loco.

- **Indicios en contra de la creencia:** Aunque sentirme fuera de control y con miedo de volverme loco sean características normales de los ataques de pánico, la gente con trastorno de pánico no pierde contacto con la realidad. La esquizofrenia (un trastorno en el que las personas pierden contacto con la realidad, que incluye alucinaciones y pensamientos engañosos) no está relacionada con el trastorno de pánico. Estos dos problemas no pertenecen a la misma familia (lo cual sugiere que tienen bases genéticas distintas) y responden a tratamientos diferentes. Además, aunque el trastorno de pánico se considera técnicamente un trastorno mental, según la American Psychiatric Association, también lo es la incapacidad de dejar de fumar (dependencia a la nicotina), tener miedo a las arañas (una fobia específica) y no poder dormir (insomnio), y ciertamente, yo no considero que las personas con esos problemas sean enfermos mentales. Las sensaciones de irrealidad y de despersonalización son síntomas habituales durante los ataques de pánico y todo lo que he leído dice que esos síntomas no son señal de que haya un problema más serio. Por último, aunque durante los ataques siento que estoy perdiendo el control, en realidad no lo pierdo. No me pongo a gritar en público, no hago el ridículo y no salgo corriendo. De hecho, normalmente la gente me asegura que ni siquiera se da cuenta cuando tengo un ataque de pánico, a menos que yo le diga lo que está ocurriendo.

- **Conclusión racional:** Nadie se ha vuelto loco jamás a causa de un ataque de pánico, y no hay ninguna probabilidad de que yo me vuelva loco, por muy mal que lo pase cuando el ataque está ocurriendo.

Ejercicio: *Examinar los indicios*

La próxima vez que experimentes un ataque de pánico o una ansiedad elevada, examina los indicios para desafiar las predicciones negativas que llegan a tu mente. En tu diario, anota tu predicción de ansiedad, los indicios que respaldan tu creencia, los indicios en contra de tu creencia y tu conclusión racional basada en los indicios. Durante las próximas semanas, repite este ejercicio siempre que sientas ansiedad o pánico. Con la práctica, esta estrategia debería resultarte natural, de manera que a la larga podrás repasar los indicios en tu cabeza, sin tener que depender de tu diario.

SUPERAR LA FORMA DE PENSAR CATASTROFISTA

Superar la forma de pensar catastrofista implica hacerte preguntas para examinar el impacto realista de un desenlace temido en el caso de que realmente éste fuera a ocurrir. Recuerda que estas estrategias deben usarse para combatir la tendencia a sobrestimar el impacto de alguna consecuencia negativa (por ejemplo, «No podría soportar tener un ataque de pánico en el trabajo»), no la tendencia a sobrestimar la probabilidad de que algo malo pueda ocurrir («Voy a tener un infarto»). Para combatir las sobrestimaciones de las probabilidades, resulta más útil examinar los indicios, tal como se describió antes. Para combatir la forma de pensar catastrofista, es importante que empieces a hacerte preguntas como éstas:

- ¿Qué es lo peor que puede ocurrir en esta situación?
- ¿Cómo puedo hacer frente a esta situación si ocurriera? ¿Cómo le he hecho frente en el pasado?
- ¿Las consecuencias realmente serían tan malas como estoy prediciendo?
- ¿Y qué importa que tenga un ataque de pánico?
- Si mi predicción temida se hace realidad, ¿me importará al día siguiente? ¿Y una semana después, o incluso un año más tarde?

Vamos a repasar algunos de los pensamientos catastrofistas que aparecían antes en este capítulo, esta vez añadiendo otro paso: el de desafiar esas creencias con una respuesta más racional.

- **Pensamiento catastrofista:** Sería un desastre que yo tuviera un ataque de pánico en el cine.
- **Respuesta racional:** ¿Qué es lo peor que podría ocurrir? Si entrara en pánico, podría quedarme en mi asiento y esperar a que el ataque terminara. Probablemente duraría entre unos pocos minutos y media hora. Lo peor que podría ocurrir sería que pasara un

mal rato. Con toda probabilidad, nadie lo notaría. Si el hecho de que me mueva nerviosamente y tiemble le molesta a la persona que tengo al lado, siempre puedo salir un rato del cine. No importa lo desagradable que sea el ataque, al final se acabará.

- **Pensamientos catastrofistas:** La idea de quedarme encerrado en un ascensor y entrar en pánico es una de las peores cosas que puedo imaginar.

- **Respuesta racional:** ¿Conozco a alguien que se haya quedado encerrado en un ascensor? Si es así, ¿acaso esa persona sigue encerrada ahí? ¡Por supuesto que no! Todos los que se quedan encerrados en ascensores acaban saliendo de allí. Nadie muere por quedarse encerrado en un ascensor. Incluso si yo me quedara atrapado en uno, sólo sería por poco tiempo. Es posible que pase un mal rato, pero mi pánico acabaría llegando a su fin. Aparte de eso, el peor resultado sería que llegaría tarde a dondequiera que estuviera yendo. La gente entendería que yo llegara tarde. Si me quedara atrapado, la consecuencia sería que luego tendría una interesante historia que contar.

- **Pensamiento catastrofista:** Sería terrible que me desmayara, que vomitara o que tuviera diarrea.

- **Respuesta racional:** Aunque sería molesto desmayarme, vomitar o tener diarrea, si alguna de esas consecuencias tuviera lugar, yo podría arreglármelas. He visto a personas desmayarse en un par de ocasiones y la gente que estaba cerca las ayudó mucho. Aunque a veces tengo diarrea durante mis ataques de pánico, siempre he conseguido llegar al baño a tiempo. De hecho, en las ocasiones en que no ha habido un baño cerca, he podido aguantarme las ganas de ir hasta que finalmente se me han pasado. La mayoría de la gente ha vomitado alguna vez por algún motivo. Si eso me ocurriera, las personas lo entenderían. De hecho, si alguien no lo entendiera, yo no tendría muy buen concepto de esa persona. A la larga, el hecho de que yo hubiera vomitado desaparecería de la mente de la gente.

Ejercicio: *Desafiar los pensamientos catastrofistas*

Cuando notes que estás sobrestimando las consecuencias de que un desenlace temido se haga realidad, utiliza las estrategias descritas en esta sección para combatir tu forma de pensar catastrofista. En tu diario, anota tus pensamientos catastróficos seguidos de algunos puntos que te recuerden cómo podrías hacer frente a esa situación si te ocurriera. Como en el caso de las otras estrategias descritas en este capítulo, este proceso debería ser continuo. Repite este ejercicio siempre que sientas ansiedad o pánico en las próximas semanas. Esta estrategia acabará pareciéndote más natural. Llegado ese punto, será menos importante apoyarte en tu diario.

EXPERIMENTOS CONDUCTUALES

Los experimentos conductuales implican desempeñar el papel del científico para descubrir si tus creencias de ansiedad son ciertas. El primer paso consiste en identificar tu pensamiento de ansiedad, así como un pensamiento alternativo, carente de ansiedad. El siguiente paso es realizar un experimento que te ayude a decidir cuál de las creencias es cierta.

Por ejemplo, imaginemos que temes que los ataques de pánico puedan provocarte un infarto y que el único motivo por el cual hasta el momento no has sufrido uno durante tus ataques es porque has tenido diversos comportamientos (como distraerte, sentarte, hacer ejercicios de respiración, llamar a un ser querido, etc.) para tener tus síntomas de pánico bajo control. En este ejemplo, una creencia alternativa podría ser que los ataques de pánico no provocan infartos y que esos comportamientos en realidad no tienen ningún efecto sobre tu riesgo de padecer un infarto. ¿Se te ocurre un experimento que pudieras realizar para verificar si estas creencias son ciertas? Un posibilidad sería abstenerte de usar tus comportamientos de seguridad y ver qué ocurre. En lugar de sentarte durante tu ataque de pánico, intenta subir y bajar las escaleras corriendo unas cuantas veces. En lugar de intentar respirar más lentamente, intenta respirar a un ritmo normal, o incluso incrementar el ritmo de tu respiración. En lugar de distraerte de tus síntomas, intenta concentrarte en ellos. Con toda probabilidad, a corto plazo, realizar experimentos como éstos aumentará tu ansiedad. No obstante, si sobrevives (y, por supuesto, sobrevivirás), aprenderás que tu primer pensamiento era erróneo, lo cual debería reducir el miedo la próxima vez que experimentes síntomas de pánico.

He aquí algunas ideas para otros experimentos que pueden utilizarse para desafiar tus creencias de ansiedad.

- **Creencia de ansiedad:** Mis piernas se pondrán como «gelatina» y caeré redondo.

- **Experimento:** Comprueba si te puedes caer. Por ejemplo, intenta estar de pie sobre una sola pierna.
- **Creencia de ansiedad:** Si me tiemblan las manos, la gente pensará que me pasa algo raro.
- **Experimento:** Deja que tus manos tiemblen intencionadamente cuando estés con otras personas. Fíjate si alguien lo nota.
- **Creencia de ansiedad:** Si sigo conduciendo mi automóvil durante un ataque de pánico, perderé el control y chocaré contra otro coche.
- **Experimento:** Continúa conduciendo, a pesar de sentir pánico.
- **Creencia de ansiedad:** Las actividades que me aceleran el corazón (como el sexo o el ejercicio físico) son peligrosas.
- **Experimento:** Intensifica el romanticismo con tu pareja, o intenta hacer ejercicio en la rueda de andar.

Estas actividades sin duda provocarán un poco de ansiedad si se trata de situaciones que normalmente hacen que la sientas. No obstante, intentar hacerlas a pesar de tu ansiedad te ayudará a saber si realmente son peligrosas.

Cuando estés diseñando experimentos conductuales, asegúrate de utilizar solamente prácticas que la mayoría de la gente consideraría seguras. Por ejemplo, no conduzcas a 160 kilómetros por hora sólo para ver qué ocurre. Asimismo, si no te has hecho una revisión médica para descartar problemas de salud que pudieran estar provocando tus síntomas, primero visita a tu médico de cabecera. Cuando te hayas hecho una revisión a fondo y obtengas un certificado de salud impecable, probablemente podrás dar por sentado que tus síntomas no tienen un origen médico.

Soluciona los problemas

Las estrategias que se describen en este capítulo suelen ser difíciles de utilizar al principio. En esta sección comentaremos algunos de los obstáculos más habituales que la gente suele encontrar, así como algunas soluciones posibles.

Problema: No puedo identificar mis pensamientos de ansiedad.

Solución: Puesto que los pensamientos de ansiedad suelen ser automáticos, es posible que te cueste identificarlos al principio. Normalmente, con la práctica, esto se va haciendo cada vez más fácil. A veces los pensamientos de ansiedad son más evidentes en los momentos de ansiedad, de modo que forzarte a entrar en una situación temida puede hacer que seas más consciente de tus pensamientos. Si no logras identificar ningún pensamiento de ansiedad, quizás respondas mejor a las otras estrategias que se comentan en los siguientes capítulos de este libro.

Problema: Me cuesta creer en los pensamientos «racionales», incluso después de haber examinado los indicios.

Solución: Asegúrate de que no estás examinando los indicios con parcialidad. Por ejemplo, asegúrate de que no le estás dando más peso a los indicios que refuerzan tus creencias de ansiedad que a los indicios que desacreditan tus pensamientos de ansiedad. Con la práctica, descubrirás que de forma gradual aumenta tu nivel de creencia en los pensamientos racionales y disminuye tu nivel de creencia en los pensamientos de ansiedad.

Problema: Tengo un problema médico (por ejemplo, prolapso de la válvula mitral, trastornos convulsivos, asma, diabetes, vértigo, síndrome de intestino irritable) que contribuye a empeorar mis síntomas.

Solución: Pregúntale a tu médico qué riesgos realistas y limitaciones forman parte de tu dolencia. Además, intenta aprender maneras de distinguir los síntomas de tu enfermedad física de los síntomas de tu pánico. Sin conocer toda la información, será más difícil examinar los indicios de tus pensamientos de una forma equilibrada y precisa. Con un poco de investigación, es posible que descubras que estás sobrestimando los riesgos de tu enfermedad. Recuerda que la mayoría de la gente que tiene prolapso de la válvula mitral, trastornos convulsivos, asma, diabetes, vértigo o síndrome de intestino irritable aprende a manejar sus síntomas sin tener ataques de pánico.

Problema: Cuando tengo un ataque de pánico, no puedo pensar con claridad y desafiar mis creencias.

Solución: Si te cuesta pensar correctamente durante tus ataques de pánico, quizás te resulte más fácil la práctica de desafiar tus pensamientos de ansiedad antes del ataque (antes de entrar en la situación temida) o después de que tus síntomas se hayan aliviado. Podrías hacerte una tarjeta con una lista de algunas afirmaciones racionales que se te han ocurrido al examinar tus ataques de pánico (por ejemplo, lo peor que podría ocurrir es que sienta ansiedad; este ataque de pánico llegará a su punto álgido y luego se me pasará). Si estás demasiado nervioso como para poder pensar racionalmente durante un ataque de pánico, puedes sacar tu tarjeta y ayudarte volviendo a leer las afirmaciones racionales.

Enfréntate a los lugares en los que tienen lugar tus ataques de pánico

En el capítulo 4 repasamos una serie de estrategias para llegar a ser más consciente de los pensamientos de ansiedad y para adoptar una forma de pensar más realista sobre los síntomas relacionados con el pánico. Otro método eficaz para superar la forma de pensar basada en la ansiedad es enfrentarse a los síntomas temidos de una forma directa: saber, más allá de toda duda, que las predicciones de peligro simplemente no se hacen realidad.

Este capítulo, así como los capítulos 6 y 7, explica cómo la exposición a las situaciones y los síntomas que se temen tendrá como consecuencia una reducción significativa de la ansiedad y el pánico. Este capítulo ofrece una visión general de los tratamientos basados en la exposición, poniendo el énfasis en la exposición a las situaciones y los lugares temidos (a menudo llamada *exposición in vivo* o *situacional*). En el capítulo 6 aprenderás más sobre la exposición a las sensaciones físicas temidas y el capítulo 7 será el lugar para descubrir la importancia de eliminar los comportamientos de seguridad durante tus prácticas de exposición.

Evitar las situaciones mantiene vivo tu miedo

Todos los organismos prefieren evitar las situaciones que perciben como peligrosas o amenazadoras. Esto tiene sentido, porque evitar una amenaza potencial aumenta las probabilidades de supervivencia. Un beneficio añadido de la evitación es que reduce la probabilidad de experimentar emociones molestas como el miedo y la ansiedad, así como las sensaciones físicas que acompañan a esos sentimientos. En otras palabras, las personas evitan las situaciones porque la evitación hace que se sientan mejor.

Aunque es útil evitar situaciones que son verdaderamente peligrosas (como caminar por un barrio peligroso de noche, criar tigres en el jardín o conducir durante una fuerte ventisca), evitar las situaciones en las que el peligro real es mínimo a veces puede causar problemas, especialmente si estar en esas situaciones es necesario para que funciones bien en tu trabajo o en tu vida personal. Evitar las situaciones agorafóbicas tiene varias desventajas:

- La evitación te impide aprender que las situaciones que temes son en realidad perfectamente seguras. Por ejemplo, al evitar conducir en los días en los que te sientes muy nervioso, en realidad no llegas nunca a aprender que en realidad puedes conducir de una forma bastante segura, incluso cuando estás teniendo sentimientos de ansiedad.
- El alivio que sientes cuando evitas una situación o huyes de ella ayuda a reforzar tu comportamiento de evitación en el futuro. La próxima vez que entres en una situación y pases un mal rato, probablemente

recordarás la última vez que huiste y lo bien que te sentiste al marcharte. Ese alivio hace que seas más propenso a huir la siguiente vez, perpetuando el ciclo de evitación. Es algo parecido a cuando alguien que es dependiente del alcohol bebe para aliviar el malestar causado por la resaca.

- Aunque cuando evitas una situación inicialmente te sientes mejor, también es probable que te sientas culpable, frustrado y decepcionado contigo mismo por no haber sido capaz de ir hasta el final o de realizar las actividades que antes eras capaz de hacer. La evitación tiene como consecuencia una erosión de la autoestima y de la seguridad en ti mismo.

- Aunque la evitación produce alivio y reduce el miedo a corto plazo, en realidad ayuda a mantener tu miedo a largo plazo, por los motivos mencionados antes. Finalmente, para superar tu miedo tendrás que empezar a enfrentarte gradualmente a las situaciones que desencadenan tus ataques de pánico. Sabemos que esta probabilidad da miedo, pero recuerda que miles de personas han utilizado esta técnica para superar sus miedos.

Planificación para la terapia de exposición

Antes de que empieces a realizar prácticas de exposición, sería una buena idea que lo planificaras todo cuidadosamente. Concretamente, tendrás que identificar los tipos de situaciones que temes y los factores que influyen en tu miedo en esas situaciones, crear una jerarquía de exposición y desarrollar un plan de exposición.

A la mayoría de las personas con trastorno de pánico le resulta difícil entrar en las situaciones, a menos que esté segura de que podrá escapar o que podrá conseguir ayuda en caso de que sea necesario. El primer paso para preparar la terapia de exposición implica identificar las situaciones que temes y que evitas. El capítulo 1 incluye una lista de las situaciones que las personas con trastorno de pánico suelen evitar (*véase* «¿Qué es la agorafobia?, pág. 22»).

Ejercicio: *Identifica las situaciones que temes*

Para empezar, repasa la lista de situaciones agorafóbicas típicas del capítulo 1. ¿Tiendes a evitar alguna de esas situaciones, ya sea cuando estás solo o estando acompañado de alguien?

En tu diario, haz una lista de las situaciones que temes y evitas. Si hay alguna situación que no aparece en la lista del capítulo 1, asegúrate de incluirla también en tu lista. Además de cada situación, anota también tu nivel de miedo habitual cuando te enfrentas a éstas, utilizando una escala del 0 (ningún miedo; nunca la evito) al 100 (todo lo asustado que puedo imaginar estar; evitaría esa situación a cualquier precio).

IDENTIFICAR LOS FACTORES QUE INFLUYEN EN TU MIEDO

El siguiente paso es identificar las variables que hacen que te sientas mejor o peor en las situaciones que temes. Entre algunos ejemplos de esas variables se encuentran:

- Si estás solo o si estás con alguien; con quién estás (con una persona que te da seguridad o con alguien a quien no conoces bien).
- Si escapas fácilmente (por ejemplo, estar en una fiesta podría resultarte más fácil si llevas tu propio automóvil y, por lo tanto, puedes irte fácilmente).
- Cuán cerca estás de un baño (especialmente si tienes miedo de vomitar o tener diarrea).
- Si tienes comportamientos de seguridad (como llevar un medicamento, una bebida, un teléfono móvil, etc.).
- Cuán cerca estás de la salida (en un autobús, un cine o un restaurante).
- Si estás conduciendo por el carril derecho o izquierdo, y si estás conduciendo por una autopista o por las calles de una ciudad.
- La hora del día.

Ejercicio: *Identifica los factores que influyen en tu miedo*

Repasa la lista de situaciones temidas que elaboraste en el ejercicio anterior. Para cada situación, haz una lista en tu diario de las variables que afectan a tu miedo. Por ejemplo, si temes ir a centros comerciales, tu lista de variables que influyen podría incluir cosas como si el centro comercial está lleno de gente, si estás solo o sola cuando vas allí, cuán cerca estás de la salida, la iluminación que hay, cuán lejos de la entrada del centro comercial has aparcado tu coche, cuán lejos de tu casa te encuentras, si estás teniendo un «mal día», si tienes que comprar algo o si llevas tus medicamentos contigo.

Desarrollar una jerarquía de exposición

Ahora que has elaborado una lista de las situaciones temidas y una de los factores que influyen en cuánto miedo tienes en esas situaciones, el siguiente paso consiste en juntar esas listas y desarrollar una jerarquía de exposición. Una jerarquía de exposición es una lista de situaciones temidas (normalmente entre diez y quince), ordenadas por orden de dificultad. Las situaciones que más temes van en la parte superior y las que menos temes van en la parte inferior. A continuación te ofrecemos un ejemplo de jerarquía.

EJEMPLO DE JERARQUÍA	
Situación	Nivel de miedo
Volar a Filadelfia en un avión lleno, solo/a	100
Volar a Filadelfia en un avión lleno, con mi pareja	95
Conducir solo/a por la carretera, del trabajo a casa, en hora punta	95

EJEMPLO DE JERARQUÍA	
Conducir solo/a hasta el centro comercial, por las calles principales, con mucho tráfico	80
Ver una película en un cine lleno de gente, con mis hijos	75
Comer en un restaurante grande, lleno de gente, con mi pareja	75
Conducir por la carretera con mi pareja, del trabajo a casa, en hora punta	70
Ir de compras solo/a al centro comercial un sábado	65
Conducir por el puente de la autopista un domingo por la tarde	60
Caminar solo/a por el barrio durante el día	50
Ir solo/a a cortarme el pelo, tomándome mi tiempo	50
Estar en una cola larga en el banco	45
Conducir con mi pareja hasta el centro comercial, yendo por las calles principales con poco tráfico	40
Ir a comprar comida al supermercado de mi barrio con mi pareja	35

Ejercicio: *Desarrolla una jerarquía de exposición*

En tu diario, desarrolla tu propia jerarquía de exposición. Incluye entre diez y quince puntos con diferentes niveles de dificultad. Sé específico. Asegúrate de indicar cuáles son las situaciones temidas y también las variables más importantes que influyen en tu miedo. Por ejemplo, no te limites a poner: «Conducir el coche hasta la tienda». Una anotación más descriptiva y útil sería: «Conducir el coche hasta el supermercado de la esquina, sola, en hora punta». Además, incluye únicamente cosas que podrías practicar si quisieras hacerlo. Por ejemplo, no tiene sentido que incluyas «un viaje alrededor del mundo» en tu jerarquía si no puedes permitirte hacer un viaje de ese tipo. Por último, no te preocupes si no te sientes preparado para probar todas las cosas que aparecen en tu jerarquía. Al principio, lo más probable es que solamente seas capaz de probar las cosas que aparecen en la mitad inferior. Es normal que las situaciones que aparecen en la parte superior te parezcan imposibles al principio. Considera tu jerarquía como una «lista de deseos» de todas las cosas que te gustaría poder hacer si no sintieras pánico.

DESARROLLAR UN PLAN DE EXPOSICIÓN

Para llevar a cabo la exposición correctamente es necesaria una gran cantidad de tiempo y de compromiso. Para conseguir el mayor beneficio de la terapia de exposición tendrás que practicar varias veces a la semana durante un período de algunas semanas o meses, y durante un buen rato en cada sesión. Lo ideal sería que dedicaras entre noventa minutos y dos horas al día a practicar. Si no puedes permitirte dedicarle tanto tiempo, asegúrate de planificar prácticas al menos en cuatro días a la semana.

En muchos casos, las prácticas pueden integrarse en tu rutina normal (por ejemplo, ir conduciendo a tu trabajo, en lugar de hacer que otra persona te lleve). Para otras situaciones de tu lista, necesitarás programar tus prácticas de exposición, como lo harías con cualquier cita. Un método que funciona bien para muchas personas es programar las prácticas de toda la semana al inicio de cada semana.

Otro método es hacer la exposición de una forma más intensiva. En lugar de practicar durante una hora o dos cada día, algunas personas prefieren despejar completamente su programación y hacer de sus prácticas de exposición un trabajo a tiempo completo durante una o dos semanas. Sea cual fuere el método que elijas, lo más importante es recordar que cuanto más tiempo pases realizando prácticas de exposición, mayor será la reducción de la ansiedad que experimentarás y antes empezarás a ver cambios en la frecuencia de tus ataques de pánico.

Pautas para realizar las prácticas de exposición

Cuando empieces a pensar en enfrentarte a las situaciones que desencadenan tus ataques de pánico, es posible que surja una serie de preocupaciones. Por ejemplo, ¿cómo serás capaz de entrar en las situaciones que aparecen en tu jerarquía? Después de todo, si pudieras hacer esas cosas no tendrías que leer este libro. O quizás seas escéptico en cuanto a que la exposición vaya a funcionar. En todo caso, tu experiencia anterior te dice que cuando entras en esas situaciones te sientes peor, no mejor. En lo que queda de este capítulo trataremos ésta y otras preocupaciones. En la siguiente sección repasaremos una serie de sugerencias que te ayudarán a sacar el máximo provecho de tus prácticas de exposición. Si sigues esas sugerencias, la exposición será una de las maneras más eficaces de superar el miedo.

Qué puedes esperar durante la terapia de exposición

Aunque, con el tiempo, la exposición suele provocar una reducción del miedo, normalmente son necesarias unas cuantas sesiones para que empieces a notar los beneficios. Durante las prácticas, es normal que la gente sienta ansiedad y no es inusual que las prácticas desencadenen ataques de pánico. Entre prácticas, es posible que al principio te sientas más nervioso, irritable y agotado. Tienes que acostumbrarte a enfrentarte a las situaciones que antes evitabas. Inicialmente, es importante que te comprometas a realizar las prácticas, con independencia de cómo te sientas. Para reforzar este punto, solemos usar una analogía del ejercicio físico. Cuando comienzas un régimen de ejercicios físicos por primera vez, es posible que notes que te sientes más cansado y adolorido de lo normal. Tienen que pasar varias semanas haciendo ejercicio con regularidad para que los beneficios empiecen a notarse. Si tienes paciencia, comenzarás a notar una reducción del miedo con el tiempo, así como mejoras en la seguridad en ti mismo.

La primera vez que pruebas algo nuevo, esperas sentir ansiedad, pero con cada práctica te irá resultando cada vez más fácil. No te desanimes si tu miedo no siempre disminuye de una semana a otra. Quizás notes que algunas semanas son mejores que otras. Es posible que haya períodos durante los cuales tus ataques de pánico sean ligeramente peores (especialmente si estás bajo tensión), aunque estés realizando tus prácticas religiosamente. Continúa haciéndolo. Con el tiempo, la inversión dará sus frutos.

DURACIÓN Y ESPACIADO DE LAS SESIONES

Dos de las reglas más importantes de la terapia de exposición son: en primer lugar, quedarse en la situación hasta que tu miedo disminuya, y en segundo lugar, programar las prácticas para que vayan seguidas. Estas dos recomendaciones probablemente describen exactamente lo opuesto a lo que quieres hacer cuando estás sintiendo pánico, pero seguirlas te ayudará mucho más que no hacerlo.

Si te marchas de una situación cuando tu miedo está en su punto más alto, aprendes que cuando estás en esa situación pasas un mal rato y cuando te vas te sientes mejor. Después, es posible que también te sientas desanimado por no haber permanecido en la situación. Por otro lado, si te quedas en la situación a pesar de tu miedo, descubrirás que el miedo acaba disminuyendo. Es posible que tarde unos minutos, o quizás tarde unas horas, pero disminuirá. Al quedarte, descubrirás que en realidad puedes estar en esa situación y sentirte bien. También recibirás esa dosis de seguridad en ti mismo que tanto necesitas. No es esencial que te quedes hasta que el miedo haya desaparecido por completo. Si notas una reducción significativa del miedo, y si tu nivel de inquietud es manejable, puedes poner fin a la práctica o pasar al siguiente paso en tu jerarquía aumentando la intensidad de la exposición.

Si descubres que tu miedo es absolutamente abrumador y que debes salir de esa situación, no pasa nada. Simplemente intenta regresar a ella unos minutos más tarde, cuando te sientas más cómodo. Además, si la situación que estás practicando es por definición una exposición breve (como conducir por un puente, subir a tu oficina en el ascensor o hacer cola en una tienda de alimentos), es importante que repitas la práctica una y otra vez para obtener los beneficios que se obtienen con una exposición más prolongada.

La exposición funciona mejor cuando las prácticas están poco espaciadas. Por ejemplo, un estudio de la psicóloga Edna Foa y sus colegas (Foa, Jameson, Turner y Payne, 1980) reveló que las personas que completaron diez sesiones de exposición para su agorafobia obtenían mejores resultados si la diez sesiones se realizaban una vez al día durante diez días que si se realizaban una vez por semana a lo largo de diez semanas. Espaciar poco tus prácticas permite que los beneficios se vayan sumando. Si las prácticas están demasiado espaciadas, cada práctica es como volver a empezar y cada práctica adicional reporta menos beneficios.

CÓMO SELECCIONAR LAS PRÁCTICAS

Cuando estés seleccionando las prácticas, puedes usar tu jerarquía como guía. Sin embargo, no tienes que empezar practicando las situaciones que están en la parte inferior. Si te sientes capaz de intentar algo que está en la parte superior de la lista, puedes hacerlo. Ten presente que las situaciones más difíciles provocarán niveles más elevados de miedo, pero probarlas también te ayudará a superar el problema con mayor rapidez. El ideal es que pruebes prácticas que sean lo más difíciles que sea posible dentro de lo que puedes tolerar sin abrumarte del todo con sentimientos de miedo y pánico.

Intentar cosas que son demasiado difíciles conlleva ciertos riesgos. Lo peor que te puede ocurrir es que sientas más ansiedad y puede que experimentes un ataque de pánico. Si una práctica te parece demasiado difícil, simplemente prueba algo que te resulte un poco más fácil. Por ejemplo, si conducir solo durante una hora punta por el carril de la izquierda de la autopista te produce un pánico abrumador, intenta conducir por el carril de la derecha, o con tu pareja, o en un momento de menos tráfico.

Cuando selecciones prácticas de tu jerarquía, es perfectamente aceptable saltarte algunos puntos de la lista, practicar unos puntos sin seguir un orden o incluso seleccionar prácticas que no estén en la lista. La jerarquía está pensada para ser utilizada de una manera flexible, como una guía aproximativa.

PREVISIBILIDAD Y CONTROL

La mayoría de la gente con trastorno de pánico siente que tiene poco control sobre sus ataques y normalmente no hay forma de predecir cuándo tendrá lugar uno. Por lo tanto, no es de extrañar que el miedo a sentir pánico continúe siendo tan intenso, a pesar de la exposición continua a los síntomas durante el curso de los típicos ataques de pánico. Con el tiempo, la exposición impredecible e incontrolable a una situación temida suele provocar una aumento del nivel de miedo.

Sin embargo, una exposición predecible que puedas controlar tiene exactamente el efecto contrario. Por lo tanto, resulta útil planificar tus exposiciones de antemano, tener en cuenta los posibles efectos de la exposición (como un aumento de los síntomas del pánico) para que no haya sorpresas y planear las prácticas para tener el control de su comienzo y su fin. Por ejemplo, si un miembro de tu familia está ayudándote a practicar llevándote en coche por la ciudad, esa persona debería entender que tú estás al mando. No debería hacer nada (como, por ejemplo, cambiar de carril, o aumentar la intensidad de la práctica) si tú no le has dado permiso para hacerlo.

Qué hacer durante las prácticas de exposición

Hay algunas estrategias adicionales que puedes utilizar para que tus prácticas de exposición sean un éxito. En primer lugar, no te apoyes en los comportamientos de seguridad como distraerte, tomarte un vaso de vino o sentarte cerca de la salida. Este tema se trata en detalle en el capítulo 7. Si necesitas usar estos comportamientos al principio del tratamiento, úsalos, pero intenta reducirlos cuando tu miedo vaya disminuyendo.

En segundo lugar, espera sentir ansiedad. Con frecuencia, la gente siente que su práctica de exposición ha sido un fracaso si experimenta ansiedad o pánico durante el transcurso de la misma. En realidad, una práctica exitosa es aquella en la que sientes ansiedad y te quedas en la situación a pesar de ello. Se supone que debes sentirte inquieto durante las prácticas de exposición. No te sorprendas cuando eso ocurra.

En tercer lugar, no luches contra tu miedo. Luchar contra tu miedo es como luchar para quedarte dormido. Si te acuestas en tu cama durante horas diciéndote «¡tengo que dormirme!», puedes acabar manteniéndote despierto durante toda la noche. A veces, cuanto más intentas quedarte dormido, más difícil te resulta dormirte. De manera similar, cuanto más intentes hacer que los síntomas de tu pánico desaparezcan, más los mantendrás, o incluso pueden empeorar. En lugar de eso, deja que el miedo tenga lugar. Si haces algo, que sea darle la bienvenida al ataque de pánico si se presenta. Piensa en cada ataque de pánico como una oportunidad para practicar tus nuevas estrategias. Puede sonar paradójico, pero si consigues llegar a un punto en el que seas capaz de darle la bienvenida a los ataques de pánico, éstos dejarán de ocurrir.

Por último, utiliza las estrategias cognitivas que aprendiste en el capítulo 4 para hacer frente a las situaciones. Si notas que están apareciendo pensamientos de ansiedad en tu mente durante las prácticas contra la ansiedad, examina los indicios que respaldan a esos pensamientos, así como los indicios que respaldan los pensamientos alternativos, libres de ansiedad. Pregúntate: «¿Y qué si siento pánico?», y realiza los experimentos conductuales para poner a prueba la validez de tus pensamientos de ansiedad. Las prácticas de exposición son el contexto perfecto en el que usar las técnicas cognitivas que se describen en el capítulo anterior.

Ejemplo de una sesión de exposición

Rachel era una profesora de treinta y cinco años que llevaba más de diez años padeciendo un trastorno de pánico y agorafobia. Tenía ataques de pánico una vez por semana y evitaba muchas situaciones, incluidas ir a lugares llenos de gente, viajar en transporte público y conducir automóviles. Su miedo era mucho mayor cuando estaba sola. En la primera parte de su tratamiento, estuvo practicando pasar más tiempo en lugares llenos de gente, como restaurantes, supermercados y centros comerciales, con cierto éxito. También fue capaz de reducir su miedo a conducir practicando la conducción casi todos los días. Había llegado el momento de empezar a trabajar su temor al metro, el cual estaba en la parte superior de su lista de jerarquías. Esto era importante porque Rachel necesitaba utilizar el metro para ir a trabajar.

Cuando se le sugirió a Rachel que tomara el metro con su terapeuta, al principio se negó. Puesto que el metro es un lugar cerrado y la huida es imposible (al menos entre paradas), ella tenía terror de quedarse atrapada y no poder salir. Reconociendo que, a menudo, la gente es capaz de hacer más de lo que espera, su terapeuta le sugirió que fueran al andén del metro y vieran a los trenes pasar durante un rato. Le aseguró a Rachel que no tendría que subirse al metro si no se sentía preparada para hacerlo.

Después de estar aproximadamente quince minutos observando a los trenes pasar, la terapeuta le preguntó a Rachel si estaría dispuesta a subir y bajar de un vagón rápidamente, durante el período en que las puertas estaban abiertas. La terapeuta le hizo una demostración de esta práctica varias veces y luego Rachel lo probó cuando llegó el siguiente tren. Ella continuó subiendo y bajando de los siguientes tres trenes que pararon en la estación. Luego la terapeuta le preguntó si estaría dispuesta ha ir una parada más allá en el metro. Le aseguró que las paradas sólo estaban a un minuto de distancia, y el miedo de Rachel disminuyó un poco, tras haber visto una serie de trenes ir y venir. De modo que decidió intentarlo.

Rachel y su terapeuta viajaron una parada y luego se bajaron del tren. Habiendo hecho esto y sobrevivido, Rachel estuvo de acuerdo en intentar lo mismo otra vez. Después de un segundo intento exitoso, Rachel estuvo de acuerdo en viajar dos paradas en el siguiente tren con su terapeuta. A continuación, estuvo de acuerdo en viajar en el tren durante veinte minutos, sentada junto a su terapeuta. Su nivel de miedo comenzó en aproximadamente un nivel de 80 sobre 100 y gradualmente disminuyó hasta un nivel moderado (50) hacia el final de los veinte minutos.

Llegado ese punto, Rachel se sintió preparada para volver a subirse al tren con su terapeuta sentada en el otro extremo del vagón. Una vez más, su miedo aumentó hasta aproximadamente 80 y luego, unos diez minutos más tarde, decreció gradualmente hasta 50. Rachel y su terapeuta regresaron entonces al consultorio de ésta en diferentes vagones del metro. Aunque Rachel estaba agotada, se sentía muy complacida con su progreso. Al principio de la sesión estaba convencida de que no sería capaz de poner un pie en el tren, pero al final de la sesión fue capaz de viajar en el tren sola, con sólo un nivel moderado de intranquilidad.

A lo largo de la siguiente semana, Rachel no tuvo problemas para practicar viajando a diario en el metro con su marido.

Solución de problemas

Aunque normalmente la exposición es una forma sumamente efectiva de reducir el miedo, el camino no siempre es fácil. En esta sección repasamos algunos de los problemas típicos que pueden surgir durante los tratamientos basados en la exposición, además de algunas maneras de resolverlos.

Problema: No temo ni evito situaciones concretas. Todos mis ataques de pánico surgen de la nada.

Solución: Si tus miedos no están vinculados a situaciones concretas, entonces no hay ninguna necesidad de que practiques la exposición a situaciones. No obstante, podrías beneficiarte de la exposición a los síntomas (*véase* capítulo 6) y de la eliminación de los comportamientos de seguridad que utilizas para controlar tu ansiedad (*véase* capítulo 7), así como de las otras estrategias que se tratan en este libro.

Problema: Tengo demasiado miedo como para realizar mis prácticas de exposición.

Solución: Si una práctica de exposición en particular te resulta demasiado difícil, prueba algo un poco más fácil. Siempre es mejor practicar algo que no practicar nada en absoluto. También podrías identificar a alguna persona compasiva en tu vida que esté dispuesta a ayudarte a practicar algún tema más complicado. A menudo, practicar con alguien puede ayudar a reducir el miedo hasta el punto de que luego uno es capaz de practicar solo.

Problema: Mi miedo disminuye durante las prácticas.

Solución: No es raro que ocasionalmente las personas experimenten una reducción muy pequeña del miedo en las prácticas, a pesar de quedarse en la situación durante un período prolongado. Si un determinado día tu miedo no disminuye, vuelve a intentarlo otro día. No obstante, si éste es un problema continuo para ti, quizás sería bueno analizar qué haces durante tus prácticas de exposición. Si te las pasas pensando en todas las cosas terribles que podían ocurrirte durante un ataque de pánico, intenta utilizar las estrategias cognitivas de las que se habla en el capítulo 4. Otro factor que podría interferir en la reducción del miedo es apoyarte excesivamente en los comportamientos de seguridad. Como comentamos en el capítulo 7, es importante reducir el uso de comportamientos de seguridad y de otras formas sutiles de evitación.

Problema: Mi miedo regresa entre prácticas.

Solución: Esto es perfectamente normal. Es habitual que las personas que experimentan una reducción del miedo durante sus prácticas de exposición vuelvan a tener un poco de miedo entre sesiones, especialmente si hay una pausa significativamente larga entre las prácticas. Intenta que pase poco tiempo entre tus prácticas. Con exposiciones constantes, acabarás notando que el miedo regresa cada vez menos entre prácticas.

Problema: Sencillamente no consigo permanecer en la situación durante mis ataques de pánico.

Solución: Como dijimos antes, es mejor permanecer en la situación temida hasta que tu inquietud haya disminuido hasta un nivel manejable. Si te resulta difícil permanecer en una situación cuando sientes pánico, hay algunas maneras de hacer frente a esa situación. En primer lugar, puedes hacer algo para que las prácticas te resulten un poco más fáciles. Por ejemplo, al principio puedes usar algunos comportamientos de seguridad (por ejemplo, hacer que alguna persona te acompañe), siempre y cuando planees practicar otro día sin los comportamientos de seguridad. Como alternativa, puedes probar a hacer una práctica completamente distinta, una que sea más fácil y que puedas realizar hasta el final incluso si tu ansiedad aumenta. Si debes marcharte de una situación, puedes intentar obligarte a regresar a dicha situación una vez que tu ansiedad haya disminuido. Al marcharte de las situaciones temidas y volver a entrar en ellas una y otra vez, es posible que tardes un poquito más en superar el miedo, pero las prácticas deberían funcionar con el tiempo. Por último, quizás te ayude escribir algunas afirmaciones para hacer frente a la situación que puedas decirte a ti mismo durante la exposición, para ayudarte a aguantar tu ataque de pánico. Algunos ejemplos serían: «Este ataque de pánico llegará a su punto más alto y luego se pasará», «Cabalgaré sobre mi pánico como si fuera una ola», «Lo peor que me puede ocurrir es que pase un mal rato», «Me sentiré muy bien cuando haya realizado esta práctica de exposición», «Puedo hacer frente a estas sensaciones físicas desagradables».

Problema: No consigo decidirme a practicar la exposición. Siempre estoy demasiado ocupado.

Solución: Intenta incorporar las prácticas a tu rutina normal. Por ejemplo, puesto que de todos modos tienes que cenar, intenta hacerlo en un restaurante lleno de gente, si ésa es una de las situaciones que te ponen nervioso. Además de incorporar las prácticas a tu rutina normal, resulta útil programar las prácticas de exposición de la misma manera en que programarías cualquier cita. Incluso podrías decidir cancelar otras actividades o contratar a una canguro para contar con un tiempo para tus deberes de exposición.

Problema: Me preocupa que tener un ataque de pánico mientras estoy conduciendo pueda ser peligroso.

Solución: Éste es un miedo común. No podemos garantizarte que no vayas a verte implicado en un accidente de tráfico durante un ataque de pánico. De hecho, un alto porcentaje de las personas que no tienen ataques de pánico se ve implicada en accidentes automovilísticos menores de vez en cuando. Aún así, las probabilidades de tener un accidente de tránsito durante un ataque de pánico son muy pequeñas. Aunque es cierto que los síntomas del pánico pueden distraer, hay muchas cosas que la gente hace mientras conduce que distraen, incluido cambiar de emisora de radio o prestar atención al acompañante. Con toda probabilidad, un ataque de pánico no distrae más que estas otras actividades. Mientras seas un conductor experimentado con buenos hábitos de seguridad (prestar atención a la carretera, conducir dentro del límite de velocidad permitido, no acercarte demasiado a otros coches), lo más probable es que estés a salvo. De hecho, de los centenares de personas con las que hemos trabajado que tienen miedo de conducir, ninguna de ellas ha tenido jamás un accidente de tráfico debido a una ataque de pánico. Si estás preocupado, siempre puedes empezar tus prácticas de conducción en carreteras menos transitadas, donde el riesgo de tener un accidente es menor.

Haz frente a tus síntomas físicos

6

Este capítulo se basa en las estrategias de exposición que aprendiste en el capítulo 5. En este capítulo conocerás el papel que desempeña el miedo a las sensaciones físicas en el mantenimiento de tu trastorno de pánico. Identificarás los síntomas físicos que hacen que te pongas nervioso, y aprenderás estrategias de exposición para hacer frente a los síntomas físicos que temes. Con la práctica, descubrirás que tu ansiedad por los síntomas físicos se reduce y sentirás que tienes un mayor control de tu cuerpo.

El papel de la evitación de los síntomas

El miedo a las sensaciones físicas del pánico es la esencia de que tu trastorno de pánico se mantenga. Antes de que hubieras experimentado ataques de pánico, probablemente no prestabas ninguna atención a tus sensaciones corporales. Sin embargo, después de haber experimentado uno o más ataques de pánico inesperados, es posible que las sensaciones corporales hayan adquirido una nueva importancia: empiezas a asociarlas con tus creencias sobre el peligro. Una vez que las personas han establecido una conexión entre las sensaciones físicas y un posible peligro, empiezan a controlar sus sensaciones físicas como una manera de prepararse para un peligro potencial y el pánico en el futuro. Cuando experimentan esas sensaciones, se desencadena el miedo.

Jeff, por ejemplo, era un hombre de negocios de éxito, casado, con dos hijos y una vida social activa. Siempre había apreciado el éxito que había tenido con bastante facilidad a lo largo de su vida. Un día, Jeff estaba conduciendo su coche en dirección a su trabajo cuando, sin motivo, experimentó una intensa invasión de sensaciones físicas. Su corazón empezó a palpitar con fuerza y Jeff comenzó a sudar y a temblar. Sintió un dolor en el pecho y como si se mareara. Condujo directamente hasta la sala de urgencias del hospital. Estaba seguro de que estaba teniendo un infarto. En el hospital, llevaron a Jeff a toda prisa a que lo viera el médico. Le hicieron una serie de pruebas médicas exhaustivas y todas salieron negativas. Al corazón de Jeff no le pasaba nada. El médico explicó que los síntomas de Jeff habían estado provocados por un ataque de pánico.

A Jeff le costaba creer que había tenido un ataque de pánico. Seguía pensando que algo podía estar ocurriéndole a su corazón. Empezó a tomarse el pulso a lo largo del día. Cada vez que notaba que su corazón se aceleraba o palpitaba, su ansiedad se disparaba y experimentaba sensaciones similares a las que había vivido cuando estaba conduciendo. Empezó a sentir ansiedad ante la idea de conducir y ante otras situaciones, incluidas volar, asistir a reuniones fuera de la ciudad, comer en restaurantes y estar en medio de muchedumbres. Además, dejó de ir al gimnasio porque hacer ejercicio aumentaba su ritmo cardíaco y hacía que sintiera que iba a tener un ataque de pánico.

Este ejemplo demuestra claramente que el miedo a los síntomas físicos puede hacer que se eviten actividades y situaciones que desencadenan las sensaciones temidas. Del mismo modo que la exposición a las situaciones temidas puede ayudarte a superar el miedo situacional y la evitación (como vimos en el capítulo 5), la exposición directa a las sensaciones físicas temidas te ayudará a superar tu miedo a experimentar ataques de pánico y los síntomas relacionados. Cuando practiques repetidas veces la provocación de las sensaciones físicas que desencadenan tu miedo, tu ansiedad se reducirá. Te sentirás menos temeroso de las sensaciones porque aprenderás que sencillamente no son peligrosas. También sentirás que tienes un mayor control cuando experimentas las sensaciones físicas. Aprenderás que lo peor que te puede ocurrir cuando provocas sensaciones físicas intensas es que te sientas intranquilo. Con la práctica constante, empezarás a ver los síntomas físicos intensos como una molestia en lugar de verlas como una señal de una catástrofe inminente.

Cada persona puede temer diferentes sensaciones, dependiendo de los síntomas físicos que se experimenten durante un ataque de pánico. El síntoma físico que más temía Jeff era que se le acelerara el corazón o tener palpitaciones. El primer paso para acabar con tu miedo a los síntomas físicos es identificar las sensaciones concretas que desencadenan este miedo.

Ejercicio: *Identifica los síntomas que temes y las creencias asociadas a ellos*

¿Qué sensaciones físicas hacen que sientas ansiedad o pánico? Acuérdate del último ataque de pánico que experimentaste. ¿Cuál fue la primera sensación física que notaste? ¿Qué otras sensaciones físicas experimentaste? ¿Qué síntomas físicos tiendes a buscar en tu cuerpo (como el corazón que se acelera, náuseas o molestias estomacales, mareo, sensación de irrealidad, etc.)? ¿Evitas alguna actividad o sustancia porque podría desencadenar sensaciones físicas (por ejemplo, hacer ejercicio, vestir jerséis de cuello alto, poner la calefacción en el coche, tomar cafeína)? Cuando piensas en los síntomas físicos que temes, ¿qué catástrofes potenciales asocias con esas sensaciones (por ejemplo, mareo = desmayo, palpitaciones = infarto, náuseas = vomitar, irrealidad = locura)? Anota tus respuestas a cada una de estas preguntas en tu diario.

Provocar los síntomas: exposición a los síntomas

Hay una variedad de ejercicios que han sido desarrollados para exponer a las personas a las sensaciones que temen. Antes de realizar cualquiera de éstos, es importante que te asegures de que no tienes ninguna dolencia médica que pueda agravarse con el ejercicio (por ejemplo, si tienes asma, deberías saltarte el ejercicio de hiperventilación, o si tienes una lesión en el tobillo, deberías obviar el ejercicio que requiere saltar). Otras dolencias médicas que podrían agravarse con los ejercicios de inducción de síntomas son la enfermedad cardíaca, las migrañas y los trastornos convulsivos. Si tienes dudas sobre la seguridad de un determinado ejercicio, te recomendamos que pidas a tu médico de cabecera la aprobación para realizar las prácticas de exposición a los síntomas.

Cuando realizas los ejercicios de inducción de síntomas, el objetivo es provocar las sensaciones de manera que sean bastante intensas. Si te sientes abrumado, o si las sensaciones te parecen demasiado intensas, puedes parar antes del tiempo recomendado.

Ejercicio: *Prueba de inducción de síntomas*

Antes de iniciar los ejercicios de exposición a los síntomas, es importante descubrir qué ejercicios son los más eficaces para provocar tus síntomas temidos. A continuación hay una lista de ejercicios para que los pruebes. Inmediatamente después de probar cada ejercicio, anota la siguiente información en tu diario:

1. Las sensaciones físicas que has experimentado (los síntomas que más suelen experimentarse aparecen entre paréntesis después de cada ejercicio).
2. La intensidad de tus sensaciones físicas, utilizando una escala del 0 (ninguna) al 100 (extrema).
3. Tu nivel de miedo, usando una escala del 0 (ningún miedo) al 100 (el mayor miedo que puedas imaginar).
4. La similitud de las sensaciones físicas con las que experimentas durante un ataque de pánico. Utiliza una escala del 0

(no se parece en nada) al 100 (muy similar).

He aquí la lista de ejercicios de exposición a los síntomas:

- Hiperventila respirando profunda y rápidamente (aproximadamente entre sesenta y noventa respiraciones por minuto), durante sesenta segundos (los síntomas habituales incluyen mareo, dificultad para respirar, corazón acelerado, entumecimiento, hormigueo).
- Inspira y espira a través de una pajita estrecha durante dos minutos. No respires por la nariz mientras realizas este ejercicio; si quieres, puedes apretarte la nariz (dificultad para respirar, corazón acelerado, ahogo).
- Corre en el mismo sitio vigorosamente durante dos minutos (corazón acelerado, dificultad para respirar, molestia en el pecho).
- Gira en una silla durante un minuto (mareo, corazón acelerado, náuseas).
- Mira fijamente a una luz en el techo durante un minuto y luego intenta leer (visión borrosa).
- Mueve la cabeza de un lado al otro durante treinta segundos (mareo).
- Contén la respiración durante treinta segundos o todo lo que puedas (falta de aire, mareo).
- Coloca un depresor de lengua en la parte posterior de tu lengua durante unos se-

gundos o hasta que experimentes una arcada (sensación de atragantamiento, arcadas).

- Ponte un jersey de cuello alto, una corbata o una bufanda (presión en la garganta).
- Mira fijamente a un punto en la pared (aproximadamente del tamaño de una moneda de 10 céntimos) durante tres minutos (sensación de irrealidad).
- Siéntate en una habitación caliente, mal ventilada, como una sauna o en tu coche con la calefacción puesta (calor, transpiración).
- Siéntate dentro de un armario con la cabeza cubierta con una chaqueta durante cinco minutos (falta de aire).

Cuando hayas realizado la prueba de síntomas, repasa los niveles de miedo y de similitud que anotaste para cada ejercicio. Haz un círculo alrededor de los tres ejercicios que te provocaron más ansiedad y que fueron más parecidos a las sensaciones físicas que experimentas durante un ataque de pánico. Esos tres ejercicios serán tus *ejercicios objetivo*. Volveremos a estos ejercicios objetivos en la próxima sección.

Exposición a los síntomas físicos

Ahora que has identificado algunos ejercicios que provocan las sensaciones físicas que te producen ansiedad, el siguiente paso para reducir tu miedo a los síntomas físicos consiste en practicar los ejercicios repetidamente. Con la práctica continuada, seguirás experimentando sensaciones similares, pero tu miedo a ellas se reducirá. Al practicar la exposición a los síntomas, debilitarás gradualmente la asociación que estableciste durante tus primeros ataques de pánico entre síntomas físicos y peligro.

Las pautas para realizar la exposición situacional (*véase* capítulo 5) se aplican también en la exposición a los síntomas. Las prácticas deberían planificarse con antelación, ser frecuentes (idealmente, dos veces al día) y durar lo suficiente como para que experimentes una reducción del miedo. Deberías intentar no tener comportamientos de seguridad durante las prácticas de exposición (como asegurarte de que no estás solo, tener tus medicamentos a mano, etc.). También deberías practicar el desafío a los pensamientos de ansiedad que surjan mientras realizas la práctica de exposición (*véase* capítulo 4).

Ejercicio: Hacer frente a las sensaciones físicas que provocan miedo

Durante la próxima semana, elige alguno de tus ejercicios objetivo para practicarlo. Reserva un rato cada día para tus prácticas. En cada práctica, sigue los siguientes pasos:

1. Completa tu ejercicio objetivo de inducción de síntomas para provocar las sensaciones físicas temidas con mucha intensidad.

2. Inmediatamente después de realizar el ejercicio objetivo, responde a las siguientes preguntas y anota las respuestas en tu diario:

- ¿Qué síntomas físicos experimentaste durante la realización del ejercicio o inmediatamente después?
- ¿Cuán intensas fueron las sensaciones físicas (usando una escala del 0 al 100, en la que el 0 es ninguna intensidad y el 100 es sumamente intensa)?
- ¿Cuán elevado fue tu nivel de miedo durante la práctica o inmediatamente después (basándote en una escala del 0 al 100 en la que 0 es ningún miedo y 100 es miedo extremo)?
- ¿Qué pensamientos de ansiedad tuviste en respuesta a las sensaciones físicas?
- ¿Qué indicios tienes que apoyen o contradigan tus pensamientos de ansiedad?

3. Espera unos minutos a que la intensidad de las sensaciones físicas se reduzca. Cuando los síntomas físicos se hayan reducido de una forma significativa, vuelve a empezar en el paso 1 y repite tu ejercicio objetivo; luego pasa a los pasos 2 y 3. Repite este ciclo de pasos hasta que tu nivel inicial de miedo se haya reducido a la mitad. Por ejemplo, si la primera vez que realizaste tu ejercicio objetivo tu nivel de miedo era de 70, entonces repetirás ese ejercicio y estos tres pasos hasta que tu miedo esté aproximadamente en un nivel 35 o menor. Para esto, suele ser

necesario repetir el ejercicio seis o siete veces.

Te ayudará concentrarte en un único ejercicio objetivo hasta que tu miedo esté en sus mínimos antes de pasar a otros ejercicios objetivo. Se recomienda realizar prácticas de exposición a los síntomas al menos dos veces al día. Cuanto más practiques, antes notarás que tu miedo disminuye. Cuando hayas realizado el primer ejercicio objetivo, pasa al siguiente y repite el proceso. Cuando tu miedo a los síntomas desencadenados por el segundo ejercicio objetivo esté en sus mínimos, estarás preparado para pasar al tercer ejercicio objetivo y repetir los pasos indicados.

Recuerda que es normal que la idea de realizar la exposición a los síntomas te provoque ansiedad. Quizás estés pensando: «¡¿Para qué querría yo provocar mis sensaciones de pánico cuando lo que estoy intentando hacer es librarme de ellas?! Estos ejercicios me parecen una locura». Para poder acabar con tu ansiedad relativa a los síntomas físicos, resulta útil experimentar los síntomas repetidamente, de una forma controlada. Será difícil que te recuperes del trastorno de pánico si continúas temiendo y evitando los síntomas físicos, porque es el miedo a las sensaciones físicas lo que mantiene vivo el problema. Al hacer frente a las sensaciones que temes, tu ansiedad diminuirá y sentirás que tienes un mayor control de tu cuerpo. Cuando llegues al punto en el que los síntomas físicos ya no te provoquen ansiedad, habrás conquistado tu trastorno de pánico.

Si sufres de alguna enfermedad médica que te provoque síntomas físicos como vértigo (mareos), diabetes (temblores, palpitaciones, etc.) o asma (falta de aire, dificultad para respirar), podría ayudarte intentar hacer un seguimiento de tus síntomas con la finalidad de distinguir éstos de los causados por el pánico. Al principio quizás te resulte difícil separarlos. Nuestra experiencia nos ha demostrado que cuando las personas continúan haciendo un seguimiento de sus síntomas, al final mejoran su capacidad de distinguir los síntomas del pánico de los síntomas médicos. Esto es importante porque los síntomas de una verdadera enfermedad médica pueden ser señales de que necesitas responder de alguna manera (por ejemplo, tomando insulina en respuesta a un alto nivel de azúcar en la sangre en la diabetes, usando un inhalador en respuesta al asma, etc.). No obstante, si los síntomas físicos se deben al pánico, entonces es importante que no respondas a ellos de maneras que puedan ayudar a mantener tu miedo.

Actividades de afrontamiento que desencadenan síntomas

De la misma manera que puedes evitar situaciones asociadas al pánico, también puedes evitar ciertas actividades que provocan sensaciones físicas que te dan miedo. Recuerda que Jeff, al que conocimos antes en este capítulo, evitaba ir al gimnasio porque hacer ejercicio hacía que su ritmo cardíaco aumentara, desencadenando su preocupación de que podía tener un infarto. Entre las actividades comunes que las personas evitan porque provocan sensaciones físicas se encuentran:

- ir al gimnasio;
- participar en deportes (por ejemplo, un partido de hockey o de fútbol);
- correr o hacer *footing*;

- ir a dar un paseo a un ritmo rápido;
- hacer excursionismo;
- consumir cafeína (como té, café, soda o chocolate);
- tomar bebidas calientes;
- vestir ropa apretada o abrigada (como un jersey de cuello alto, una corbata, un suéter grueso);
- ver películas de acción o de terror;
- subir las escaleras;
- salir cuando te estás sintiendo bien al cien por cien;
- realizar las actividades mencionadas arriba únicamente cuando estás con una persona de confianza (no solo) o cuando utilizas comportamientos de seguridad (como llevar un teléfono móvil o un medicamento, verificar repetidamente los síntomas, buscar algo que te tranquilice).

Evitar actividades que provocan o intensifican los síntomas físicos ayuda a mantener tus síntomas de miedo, haciendo que sea más probable que continúes experimentando ataques de pánico. De la misma manera que en el capítulo 5 te enfrentaste gradualmente a las situaciones temidas, es importante que también hagas frente de forma gradual a las actividades que te provocan síntomas físicos desagradables.

Ejercicio: *Haz frente a las actividades físicas*

En tu diario, haz una lista de las actividades que temes o evitas por los síntomas físicos que producen. Piensa en los comportamientos de seguridad que podrías usar para ayudarte a realizar esas actividades e inclúyelos en tu lista. Utiliza los mismos pasos que seguiste en el capítulo 5 para crear una jerarquía de exposición a las actividades físicas que temes o evitas. Junto a cada actividad que escribas, anota el nivel de miedo habitual que sientes cuando realizas esa actividad, con o sin comportamiento de seguridad, usando una escala del 0 (ningún miedo; nunca la evito) al 100 (todo lo asustado que puedes imaginar; evitarías esta actividad a toda costa).

Como un ejemplo, a continuación ofrecemos la jerarquía de actividades de Jeff:

Actividad	Nivel de miedo
Ir al gimnasio solo, sin mi teléfono móvil	100
Continuar con lo que estoy haciendo cuando mi corazón se acelera (sin sentarme)	90
Salir a correr alrededor de la manzana solo	85
Ir al gimnasio solo con mi teléfono móvil	75
Subir las escaleras corriendo en mi casa	70
Correr alrededor de la manzana con un amigo	65
Tomar un café *espresso* por la mañana, de camino al trabajo	55
No tomarme el pulso cuando noto que mi corazón se acelera	50
Ir al gimnasio con un amigo	45

Una vez que hayas creado tu jerarquía de actividades, puedes usar los mismos pasos que aprendiste en el capítulo 5 para practicar la exposición. Recuerda los siguientes principios:

- Elige actividades que desencadenen al menos un nivel de miedo moderado.
- Practica cada actividad durante un período prolongado, al menos unas cuantas veces por semana, durante un período de algunas semanas o meses (o hasta que ya no te dé miedo).
- Programa tus prácticas con antelación para que sean predecibles, controladas y frecuentes.
- Lleva un control de tu nivel de miedo a lo largo de la práctica (usando la escala del 10 al 100).
- Asegúrate de que tus prácticas sean suficientemente largas como para que experimentes una reducción significativa del miedo.
- No tengas comportamientos de seguridad (por ejemplo, tomarte el pulso o intentar distraerte).
- Contrarresta tus pensamientos de ansiedad durante las exposiciones utilizando las técnicas que aprendiste en el capítulo 4.

Combina la exposición a los síntomas con la exposición a las situaciones

Ahora que ya has practicado la exposición a los síntomas y has realizado las actividades que desencadenan síntomas físicos, el último paso consiste en combinar la exposición a los síntomas con la exposición a las situaciones que practicaste en el capítulo 5. Combinar la exposición a los síntomas con la exposición a las situaciones te enseñará que no sólo no pasa nada si experimentas las sensaciones que temes en situaciones relativamente seguras (como, por ejemplo, estando en casa), sino que tampoco pasa nada si experimentas esos síntomas en las situaciones que temes.

Las pautas para combinar la exposición a situaciones con la exposición a los síntomas son similares a las de otros tipos de exposiciones (como vimos en el capítulo 5). Jeff, por ejemplo, combinaba sus ejercicios para aumentar su ritmo cardíaco con ir a un centro comercial lleno de gente. Corría desde su coche en el estacionamiento hasta la entrada al centro comercial (¡fijándose en que no viniera ningún coche, por supuesto!). Corría arriba y abajo por las escaleras en el centro comercial y luego caminaba por ahí con paso vigoroso para aumentar su ritmo cardíaco. Al principio, su miedo estaba a un nivel bastante alto (80), pero mientras continuaba la práctica, el miedo disminuía hasta un nivel mínimo (40).

Ejercicio: *Haz frente a los síntomas y situaciones temidos simultáneamente*

Repasa la jerarquía de exposición situacional que construiste en el capítulo 5. Asegúrate de hacer una lista de entre cinco y diez prácticas que combinen la exposición a situaciones con alguno de los ejercicios objetivo de exposición a los síntomas que identificaste y practicaste en este capítulo. También puedes incluir otros ejercicios que ayuden a desencadenar los síntomas físicos que te ponen nervioso. A lo largo de las próximas semanas, practica los puntos de tu lista combinada utilizando las pautas de exposición recomendadas. Recuerda que cuanto más practiques, antes verás resultados.

Deja de buscar seguridad: elimina la evitación sutil

7

En los capítulos 5 y 6 empezaste a hacer frente a las situaciones y a las sensaciones temidas mediante la exposición directa. La exposición es uno de los métodos más eficaces para reducir el miedo porque te enseña que los resultados y las consecuencias que creías que ocurrirían durante los ataques de pánico casi nunca ocurren. No obstante, en el caso de muchas personas, la exposición a las situaciones temidas es minada por formas sutiles de evitación y por una dependencia excesiva de diversos comportamientos de seguridad. En otras palabras, la gente suele utilizar «redes de seguridad» cuando se enfrenta a las situaciones temidas, por si ocurriera algo malo.

El uso de comportamientos de seguridad ayuda a mantener el miedo bajo control. Por este motivo, se utilizan esas estrategias con tanta frecuencia. Sin embargo, esos comportamientos también impiden que se aprenda que las situaciones y los síntomas que se temen no tienen absolutamente ningún peligro. Por ejemplo, si cada vez que experimentas pánico te sientas para impedir que tu ritmo cardíaco aumente mucho, es posible que te quedes con la impresión de que el único motivo por el que has sobrevivido en cada ocasión es porque te sentaste. Es importante que aprendas que un ataque de pánico no representa ningún peligro, estés sentado, caminando o haciendo el pino. El propósito de este capítulo es ayudarte a identificar los comportamientos de seguridad que utilizas con mayor frecuencia y desarrollar un plan para eliminarlos para que tus prácticas de exposición tengan el máximo impacto.

Comportamiento de seguridad frecuentes

A continuación ofrecemos una lista de los comportamientos de seguridad y las estrategias sutiles de evitación que a veces utilizan las personas que tienen ataques de pánico y trastorno de pánico. Cuando repases la lista, piensa si en ocasiones utilizas algunas de esas estrategias y si podrías intentar manejar tu ansiedad de alguna otra manera que no aparezca.

LLEVAR OBJETOS DE SEGURIDAD. Con el fin de controlar la ansiedad y el miedo, las personas que tienen trastorno de pánico suelen llevar consigo diversos objetos que las ayudan a sentirse más seguras. Podrían llevar consigo su medicación, por ejemplo, incluso cuando no tienen intención de tomarla. También hemos visto individuos que llevan siempre una bebida (por ejemplo, una botella de agua) o un caramelo duro por si se les seca la garganta. Algunas personas se sienten incómodas si no llevan consigo varios libros de autoayuda, en ocasiones con frases subrayadas. Otras llevan dinero (por si tienen que hacer una llamada de emergencia), un teléfono móvil, una bolsa de papel (por si hiperventilan o necesitan vomitar), e incluso un aparato para tomarse la presión.

DISTRACCIÓN. La distracción es un método habitual utilizado para controlar los sentimientos de ansiedad. Cuando la persona no puede evitar una situación físicamente, a menudo intenta evitarla mentalmente. Son ejemplos de distracción imaginar que se está en otra parte, concentrarse en algo que no sea los síntomas físicos, hablar con la persona que está al lado en el avión o en el coche, leer un libro, hacer las tareas del hogar frenéticamente, mirar la tele, cantar una canción mentalmente o escuchar música con el *discman*. Por lo general, no tiene nada de malo leer un libro, hablar con alguien o hacer las labores del hogar. Esos comportamientos son problemáticos únicamente cuando se utilizan en un intento desesperado de evitar experimentar las sensaciones de pánico temidas. Como ocurre con todos los comportamientos de seguridad, la distracción impide aprender que los períodos de ansiedad y miedo no son peligrosos.

INTENTAR QUE TE TRANQUILICEN. Cuando sientes ansiedad o pánico, ¿pides a otras personas que te aseguren que en realidad no te estás muriendo o volviendo loco o que estás apunto de perder el control? Todos necesitamos sentir que nos tranquilizan. Sin embargo, cuando pedir que te tranquilicen se convierte en un hábito, puede minar tu capacidad de superar solo los ataques de pánico. Además, esto puede crear una tensión en tus relaciones.

ESTAR ACOMPAÑADO. La necesidad de estar acompañado por una persona de confianza es una característica típica del trastorno de pánico y la agorafobia. En la mayoría de los casos, las personas que tienen este problema se sienten más seguras cuando están acompañadas de su pareja, de un miembro de la familia o de un amigo o amiga íntimos. Incluso es posible que necesiten que una persona de confianza en particular (como su pareja o uno de sus padres) lleve siempre un buscapersonas o un teléfono móvil para poder hablar con ella en cualquier momento. Esta dependencia creciente de los demás mina la independencia y erosiona la seguridad en uno mismo. Cuando estés superando tus ataques de pánico, será de gran ayuda que pases cada vez más tiempo a solas, aunque inicialmente sientas un aumento de la ansiedad y el pánico.

ESTAR CERCA DE LAS SALIDAS. Las personas que experimentan ataques de pánico suelen sentirse más seguras si están sentadas cerca de la salida en un autobús o en el metro, en un restaurante o en un cine. También es posible que insistan en sentarse en el asiento junto al pasillo cuando están viendo una película o una obra de teatro, o escuchando una conferencia. Cuando conducen por autopistas, es posible que se sientan más tranquilas si conducen en el carril de la derecha y no en el de la izquierda. Estar cerca de las salidas confiere seguridad por que ello facilita el escape en el caso de tener un ataque de pánico. Ciertamente, como vimos en el capítulo 4, una pregunta útil que podrías hacerte es: «¿Por qué necesito escapar? ¿Qué importa si tengo un ataque de pánico en esa situación?». Quedarte cerca de las salidas impide que verdaderamente desafíes a tus miedos de una forma directa.

RESPIRAR EN UNA BOLSA DE PAPEL. Algunas personas respiran en una bolsa de papel cuando sienten ansiedad o pánico. Aunque puede parecer que esta estrategia ayuda a corto plazo, no existe ningún estudio que responda a la pregunta de si esta estrategia realmente hace alguna diferencia (la creencia de que la ansiedad disminuirá puede ser suficiente para provocar una disminución de los síntomas). De cualquier modo, a largo plazo probablemente no sea útil porque solamente es otra forma de evitación. Para aprender que tus síntomas no son peligrosos, es importante que dejes de encontrar maneras sutiles de evitarlos.

TOMAR ALCOHOL O DROGAS PARA CONTROLAR LA ANSIEDAD. No es de sorprender que la gente tome alcohol o drogas para hacer frente a los sentimientos de ansiedad. De hecho, el alcohol actúa sobre las mismas sustancias químicas cerebrales que muchos medicamentos ansiolíticos, especialmente las benzodiazepinas (*véase* capítulo 10). Otras drogas (tanto legales como ilegales) también pueden reducir la ansiedad a corto plazo. Ten presente, sin embargo, que las drogas que reducen la ansiedad ahora pueden provocar el síndrome de abstinencia más tarde. Éste, ciertamente, es el caso del alcohol. Aunque beber alcohol puede bajar tus niveles de ansiedad inicialmente, es más probable que unas horas más tarde, después de haber bebido, entres en pánico como si no hubieras bebido nada. Además, la dependencia excesiva del alcohol y las drogas te impedirá aprender que es perfectamente seguro experimentar síntomas de ansiedad. En lugar de ayudarte a superar tu pánico, la dependencia del alcohol o las drogas simplemente crea un problema más en tu vida.

CONTROLAR EL ENTORNO. En ocasiones, las personas con trastorno de pánico hacen algunos cambios en su entorno como una manera de controlar sus síntomas de pánico.

Por ejemplo, pueden insistir en dejar la puerta abierta cuando están en el baño o cuando están en el consultorio del médico de familia. O es posible que dejen la ventana del coche abierta (para tener aire fresco) o que eviten poner la calefacción.

Las personas que son susceptibles de entrar en pánico cuando están acostadas en la cama a veces dejan las luces o la tele encendidas mientras se duermen (como distracción). O pueden quedarse despiertas hasta muy tarde para asegurarse de que se sienten cansadas. Esto les garantiza que se quedarán dormidas más rápidamente y, por lo tanto, se evitarán experimentar síntomas de ansiedad.

Ejercicio: *Identifica tus comportamientos de seguridad*

En tu diario, haz una lista de las estrategias que utilizas para controlar tu ansiedad. Puedes servirte de los comportamientos de seguridad mencionados en este capítulo o de otros que se te ocurran. Piensa en cuán nervioso estarías si renunciaras a esos comportamientos.

Si el pensamiento de abandonar una estrategia de evitación sutil en particular te provoca ansiedad, lo más probable es que ése sea un comportamiento que a la larga querrás eliminar mientras trabajas para superar tus ataques de pánico.

Eliminar la evitación sutil y los comportamientos de seguridad

Ahora que has identificado los comportamientos de evitación sutil que utilizas, ha llegado el momento de eliminarlos. Esto puede hacerse gradualmente y puedes incorporarlo en las prácticas de exposición que ya estás haciendo. Por ejemplo, si has estado practicando conducir en autopistas pero has tenido cuidado de mantenerte siempre en el carril de la derecha, el siguiente paso natural podría ser empezar a conducir por el carril izquierdo. Asimismo, si siempre llevas ciertos artículos durante tus prácticas de exposición (por ejemplo, tus medicamentos), la próxima vez que te expongas, prueba a dejarlos con otra persona o en casa.

Ejercicio: *Reducir los comportamientos de seguridad*

Si has continuado utilizando ciertos comportamientos de seguridad durante las prácticas de exposición o en otros momentos, prueba a reducir esos comportamientos gradualmente a lo largo de las próximas semanas. En tu diario, anota tu nivel de miedo durante cada práctica, usando una escala del 0 (ningún miedo) al 100 (máximo miedo), así como cualquier pensamiento de ansiedad que aparezca. Continúa utilizando las estrategias cognitivas que se comentan en el capítulo 4 para desafiar a cualquier pensamiento de ansiedad que se presente.

Aprende a respirar con normalidad

La hiperventilación se produce cuando se respira con una mayor rapidez que la que necesita el cuerpo. No es inusual que las personas hiperventilen ocasionalmente o respiren en exceso, particularmente cuando están estresadas o asustadas. Aunque la hiperventilación no es peligrosa, puede provocar sensaciones físicas molestas. Como recordarás, cuando practicaste el ejercicio de hiperventilación del capítulo 6 viste que respirar en exceso puede provocar algunos de los síntomas de pánico más comunes, como mareos, sensaciones de entumecimiento y de hormigueo, opresión en el pecho, sudoración, sensación de irrealidad y falta de aire. Estos síntomas están causados por una caída en el nivel de dióxido de carbono necesario. Además de desencadenar las emociones intensas, a veces la hiperventilación puede ser un hábito. En otras palabras, algunas personas normalmente respiran a un ritmo ligeramente más alto del necesario, lo cual puede hacer que sean más propensas a experimentar ciertos síntomas molestos, especialmente si suspiran o respiran muy hondo.

El papel de la hiperventilación en el trastorno de pánico

El papel de la respiración en el mantenimiento del trastorno de pánico es complejo. Hay algunos indicios de que las irregularidades en la respiración pueden desempeñar un papel en el mantenimiento del trastorno de pánico en algunos casos (Abelson y otros, 2001). Por ejemplo, un estudio reveló que las personas con trastorno de pánico tendían a respirar con mayor rapidez en comparación con las personas con otros trastornos de ansiedad o con las personas que no tenían ningún trastorno de ansiedad (Munjack, Brown y McDowell, 1993). No obstante, otros investigadores (por ejemplo, Taylor, 2001) han concluido que la hiperventilación no desempeña un papel importante en el desencadenamiento de ataques de pánico.

Es posible que haya un subgrupo de personas con trastorno de pánico que sea más propenso a la hiperventilación (Moynihan y Gevirtz, 2001). En el caso de esas personas, aprender a normalizar su respiración (lo cual se denomina también *reeducación de la respiración*) puede ser un componente útil del tratamiento. La estrategia de reeducación de la respiración que se comenta en este capítulo se basa en los procedimientos descritos por Rapee (1985) y más tarde por Craske y Barlow (2001).

¿Tienes tendencia a hiperventilar? Haz el ejercicio que aparece a continuación para determinar si reeducar la respiración podría ser una estrategia beneficiosa para ti.

Ejercicio: *Evalúa tu respiración*

Pídele a alguien que cuente tus respiraciones (por ejemplo, observando tu pecho) durante un período de un minuto (lo ideal es hacerlo cuando tú no sepas que están contando puesto que el ritmo de tu respiración puede cambiar si empiezas a prestarle atención). Anota ese número en tu diario. El ritmo normal de respiración en momentos de descanso es entre diez y catorce respiraciones por minuto. Si tu ritmo de respiración es más elevado que eso, quizás te beneficiarías de los métodos de reeducación de la respiración que se explican en este capítulo.

Ahora, dedica unos minutos a prestar atención a tu respiración. ¿Qué parte de tu pecho se mueve cuando inspiras? Si la parte superior de tu pecho se mueve hacia fuera cuando inspiras, es posible que tengas una tendencia a la hiperventilación (cuando las personas respiran con demasiada rapidez, a menudo utilizan los músculos de la parte superior del pecho para respirar, en lugar de utilizar el diafragma). Si tu abdomen se mueve más hacia afuera cuando inspiras, es posible que estés respirando correctamente y entonces las técnicas que se describen en este capítulo te resultarán menos útiles.

Si estás teniendo problemas para saber si respiras desde la parte superior del pecho o desde el abdomen, aquí ofrecemos algunas estrategias para ayudarte a saberlo. Coloca una mano sobre tu pecho, con el pulgar justo debajo de tu cuello. Coloca la otra mano sobre tu abdomen, con el dedo meñique justo por encima de tu ombligo. Ahora, intenta respirar con normalidad. ¿Sientes que una mano se mueve más que la otra cuando inspiras y espiras? Durante el siguiente minuto, intenta mover tu pecho hacia adentro y hacia fuera al respirar. ¿Cambia tu respiración cuando intentas respirar desde tu pecho? Anota tus respuestas en tu diario. A continuación, intenta mover tu abdomen hacia dentro y hacia fuera mientras respiras. Hazlo durante aproximadamente un minuto. ¿Cómo cambia tu respiración cuando intentas respirar desde tu abdomen? Anota tus respuestas en tu diario.

Probablemente habrás notado que cuando respirabas desde tu pecho tus respiraciones eran más superficiales, que respirabas más veces por minuto que cuando respirabas desde tu abdomen. Este ejercicio demuestra claramente que respirar desde el abdomen puede provocar síntomas de hiperventilación, incluso cuando ni siquiera eres consciente de ello. Puede parecer que los síntomas vienen de la nada, aunque en realidad están causados por el exceso de respiración. Por contraste, probablemente notaste que cuando respirabas desde el abdomen tu respiración era más lenta y más relajada. Aprender a respirar desde el abdomen, usando el músculo del diafragma, es el objetivo de la reeducación de la respiración. Estas estrategias son similares al tipo de respiración que utilizan los cantantes profesionales, las persona que estudian yoga y otras personas para las que una respiración correcta es esencial.

Reeducación de la respiración

Aunque puede resultarte útil probar la reeducación de la respiración, las investigaciones han demostrado que

132

no es un componente esencial en el tratamiento del trastorno de pánico (Schmidt y otros, 2000). De hecho, de alguna manera, la reeducación de la respiración podría interferir con el uso de las estrategias cognitivas y conductuales que has desarrollado hasta el momento. Esto puede ocurrir cuando las personas utilizan la reeducación de la respiración en un intento desesperado de distraerse, escapar o evitar experimentar los síntomas. Cuando esto ocurre, la reeducación de la respiración puede impedirte aprender que tus predicciones temidas no se hacen realidad durante un ataque de pánico. Aunque es perfectamente correcto utilizar la reeducación de la respiración como una estrategia general para relajarse o reducir los síntomas de hiperventilación, no debería utilizarse como un comportamiento de seguridad, para protegerse de los síntomas que se perciben como peligrosos. Para superar el miedo, las estrategias basadas en la exposición y las técnicas cognitivas que describimos antes en este libro deberían verse como las estrategias esenciales. La reeducación de la respiración debería verse como una estrategia secundaria que puede ser útil, especialmente para las personas que tienden a hiperventilar.

Ejercicio: *Normalizar tu respiración*

El objetivo de la reeducación de la respiración es enseñarte a respirar desde el diafragma, a un ritmo más lento, más relajado. La respiración lenta no debería confundirse con la respiración profunda, la cual en realidad puede provocar una hiperventilación (si alguna vez has inflado una pelota de playa o un montón de globos, sabes que respirar demasiado profundamente y demasiado rápido puede provocar mareo y otros síntomas). De ser posible, respira por la nariz, aunque si tienes una fuerte alergia o un resfriado, puede que te resulte más difícil.

Paso 1: **Respira desde tu diafragma.** Coloca una mano sobre el pecho, con el pulgar justo debajo del cuello. Pon la otra mano sobre el abdomen, con el dedo meñique justo debajo del ombligo. Practica la respiración desde el diafragma de manera que al inspirar tu abdomen se mueva ligeramente hacia afuera. Continúa respirando hasta que puedas hacer esto cómodamente. Si tienes dificultades para hacerlo sentado, quizás al principio te resulte más fácil practicar tumbado sobre tu espalda.

Mientras practicas el ejercicio, cuenta mentalmente cada vez que inspiras. Cuando llegues a 10, regresa al 1 y empieza a contar otra vez. Cada vez que espires, repite mentalmente la palabra *relájate*. Así pues, tus pensamientos deberían centrarse en repetir «1-relájate, 2-relájate, 3-relájate, 4-relájate, 5-relájate, 6-relájate, 7-relájate, 8-relájate, 9-relájate, 10-relájate». Cuando espires y te digas mentalmente que te relajes, intenta imaginar que te estás relajando cada vez más.

Durante la semana siguiente, practica la respiración por la nariz, usando el músculo del diafragma (respiración abdominal) e incluyendo los ejercicios de contar y de relajación. Deberías practicar durante diez minutos seguidos al menos dos veces al día. En esta etapa, intenta que tu ritmo de respiración sea normal. No la hagas más lenta todavía. Por ahora, utiliza los ejercicios en situaciones que no te provoquen ansiedad (por ejemplo, en una habitación tranquila en tu casa, cuando sientas que estás sereno).

Paso 2: Respira más lentamente. Después de haber practicado el ejercicio durante una semana con tu ritmo normal de respiración, el siguiente paso consiste en hacer que tu respiración sea más lenta, hasta llegar a un ritmo más relajado. El ideal es que cada inspiración dure tres segundos y otros tres cada espiración. Una manera de hacer esto es contando hasta tres al inspirar y volviendo a hacerlo al espirar. También deberías acordarte de contar hasta diez inspiraciones y de repetir la palabra *relájate* cada vez que espires. Esencialmente, deberías contar como en el paso 1 y además contar el número de segundos en cada ciclo de inspiración y espiración. Es un poco complicado, así que repasemos lo que deberías decirte a ti mismo:

Primer ciclo inspiración/espiración:
    «1-2-3; relájate –2-3»

Segundo ciclo inspiración/espiración:
    «2-2-2; relájate-2-3»

Tercer ciclo inspiración/espiración:
    «3-2-3-; relájate-2-3»

Cuarto ciclo inspiración/espiración:
«4-2-3; relájate-2-3»

Quinto ciclo inspiración/espiración:
«5-2-3; relájate-2-3»

Sexto ciclo inspiración/espiración:
«6-2-3; relájate-2-3»

Séptimo ciclo inspiración/espiración:
«7-2-3; relájate-2-3»

Octavo ciclo inspiración/espiración:
«8-2-3; relájate-2-3»

Noveno ciclo inspiració/espiración:
«9-2-3; relájate-2-3»

Décimo ciclo inspiración/espiración:
«10-2-3; relájate-2-3»

Cuando hayas llegado al décimo ciclo, regresa al «1-2-3; relájate-2-3» y empieza a contar hasta 10 otra vez. Durante la siguiente semana, continúa practicando la respiración lentamente durante diez minutos seguidos al menos dos veces al día. Por ahora, continúa haciendo los ejercicios en un lugar silencioso y tranquilo.

Paso 3. Practica en situaciones que provoquen ansiedad. Cuando te sientas más cómodo con el ejercicio de respiración, puedes empezar a practicarlo cuando estés sintiendo más ansiedad o cuando estés en situaciones que te la puedan provocar. En tu diario, apunta tu nivel de ansiedad (escala del 0 al 100) antes y después de realizar los ejercicios de reeducación de la respiración. Recuerda, la reeducación de la respiración es una herramienta para reducir los niveles de ansiedad general y estrés. No deberían usarse en un intento desesperado de protegerte ante los síntomas temidos.

Solución de problemas

Cuando intentes utilizar las estrategias de reeducación de la respiración, es posible que se presenten algunos desafíos. Algunos de los desafíos más comunes aparecen a continuación, acompañados de algunas soluciones.

Problema: Aparecen pensamientos en mi cabeza que me distraen, haciendo que me resulte difícil concentrarme mientras realizo mis ejercicios.

Solución: Mientras practicas la respiración, intenta concentrarte en contar tus respiraciones (contando hasta 10). Si ves que aparecen otros pensamientos en tu cabeza, no importa. Reconoce el pensamiento y luego vuelve a centrar tu atención en tu respiración y en contar. Simplemente vuelve al 1 y empieza a contar otra vez. Respirar de esta manera es una técnica que requiere práctica. Mientras continúas practicando, descubrirás que es más fácil volver a llevar tu atención a tu respiración cuando te vengan pensamientos a la mente.

Problema: El ritmo de tres segundos me resulta difícil de mantener.

Solución: Para algunas personas, tres segundos no es suficiente ni para inspirar ni para espirar. Si tres segundos te parece demasiado poco tiempo, prueba a hacer que cada inspiración y espiración dure cuatro segundos. Si descubres que contar te resulta difícil o te distrae, en lugar de hacerlo, prueba a concentrarte en respirar más lentamente y en repetir mentalmente la palabra *relájate* durante cada espiración. Olvídate de contar durante una semana, aproximadamente. Cuando te sientas más cómodo con las respiraciones más largas, puedes probar a volver a contar y probablemente te resultará más fácil. Recuerda que respirar de esta forma es una técnica que requiere tiempo y práctica para desarrollarse. No es algo que se pueda dominar de inmediato, especialmente si tu tendencia natural ha sido la de respirar en exceso.

Problema: La reeducación de la respiración me provoca ansiedad.

Solución: Es normal experimentar una cierta ansiedad al realizar el ejercicio de respiración. No es de sorprender que un ejercicio que hace que te concentres en tu cuerpo pueda desencadenar algo de ansiedad. Si esto ocurre, simplemente pásalo por alto y continúa practicando. A medida que te vayas sintiendo más cómodo haciendo el ejercicio, sentirás menos ansiedad.

Reduce el estrés de tu vida y mejora tu salud

9

El estrés es algo a lo que estamos expuestos, forma parte de nuestra vida. Puede producir estrés desde acontecimientos significativos de la vida (como la muerte de alguien cercano, perder o cambiar de empleo, cambiar de escuela, tener un bebé, mudarse, casarse o divorciarse, etc.) hasta problemas cotidianos menores (por ejemplo, llegar tarde a una cita, no tener tiempo para uno mismo, tener demasiadas cosas que hacer o discutir con alguien que es importante para uno). De hecho, prácticamente cualquier cambio, positivo o negativo, puede ser una fuente de estrés.

El estrés puede desempeñar un papel importante en el desarrollo y el mantenimiento del trastorno de pánico. Muchos de nuestros pacientes nos han informado de que sus ataques de pánico comenzaron por primera vez durante un período estresante en sus vidas, o justo después de él. Además, hay indicios que sugieren que las personas con trastorno de pánico pueden ser más sensibles a los efectos del estrés que las personas que no tienen dicho trastorno. Un estudio reveló que las personas con trastorno de pánico sufrían mayores cambios en el ritmo cardíaco en respuesta a los acontecimientos de la vida cotidiana (una medida del modo de respuesta ante el estrés) que los individuos que no tenían ni ansiedad ni ningún otro problema psicológico (Anastasiades y otros, 1990). También hay indicios de que los constantes acontecimientos estresantes de la vida pueden interferir con la recuperación del trastorno de pánico (Wade, Monroe y Michelson, 1993).

Ejercicio: Identifica las fuentes de tu estrés (pasado y presente)

La finalidad de este ejercicio es ayudarte a comprender la relación entre el estrés y tu experiencia de pánico, tanto en el pasado como en el presente. Anota tus respuestas a las siguientes preguntas en tu diario.

PASADO. Aunque no podemos cambiar el pasado, puede resultar útil comprender el papel que desempeñó el estrés en la aparición de tus ataques de pánico. Piensa en la época en la que comenzaron tus ataques de pánico. ¿Qué estaba ocurriendo en tu vida en esa época? ¿Qué factores estresantes (importantes o menores) estabas experimentando? ¿Hay alguna conexión entre el estrés que estabas padeciendo y el desarrollo de tus ataques de pánico?

PRESENTE. Ahora, piensa en el año pasado. ¿Experimentaste algún estrés, algún cambio o alguna dificultad en alguna de las siguientes áreas: familia, relaciones personales, tu salud física, la salud física de personas importantes para ti, economía, problemas legales, trabajo o escuela? ¿Experimentaste algún estrés importante durante el año pasado que no entre en ninguna de estas categorías? Ahora, piensa en tu vida cotidiana durante la semana pasada. ¿Qué tipo de problemas cotidianos o de estrés continuo has experimentado? ¿Qué problemas han sido una fuente de estrés para ti? ¿A qué problemas tuviste que hacer frente? ¿Cómo afectan los cambios en tu nivel de estrés a tu ansiedad y tu pánico?

Estrategias para la reducción del estrés general

Ahora que comprendes mejor tu estrés actual y el impacto que el estrés tiene en tu pánico, estás en una mejor posición para reducirlo y desarrollar estrategias para controlarlo. Hay varias maneras de controlar el estrés. El resto de este capítulo repasa estrategias que pueden ser útiles para reducir los efectos del estrés. Para un desarrollo más exhaustivo de estos y otros métodos de reducción del estrés puedes encontrar una serie de libros excelentes. Uno de ellos es *Técnicas de autocontrol emocional* (Davis, Eshelman y McKay, 2009).

REDUCCIÓN DE LAS FUENTES DE ESTRÉS

Con frecuencia, esta estrategia parece más fácil de lo que realmente es. Quizás te resulte difícil decir que no a requerimientos de tu tiempo, o quizás te cueste poner límite a tus cargas. Piensa en las fuentes de estrés que identificaste en el último ejercicio. ¿Se te ocurren maneras en las que podrías eliminar algunas de esas fuentes? Si no puedes eliminarlas del todo, piensa en cómo podrías reducir su efecto en tu vida (por ejemplo, compartiendo responsabilidades, pidiendo ayuda, etc).

RESOLUCIÓN DE PROBLEMAS

Los problemas del día a día suelen ser fuente de estrés para la mayoría de la gente. De hecho, a veces hay tantos problemas en la vida de una persona que parece imposible decidir con cuál acabar primero. La resolución de problemas es una estrategia que ha demostrado ser efectiva para reducir los efectos del estrés. Cuando empieces a resolver los problemas de tu vida uno a uno, te sentirás más eficaz y sentirás que tienes un mayor control. La resolución de problemas es una técnica que puedes desarrollar siguiendo los pasos que ofrecemos a continuación. Estos pasos se basan en las técnicas de resolución de problemas descritas por Mynors-Wallis y Hegel (2000).

1. Haz una lista de los problemas. Incluye en ella todos los problemas que están afectando a tu vida. Considera las siguientes áreas: tu relación con tu pareja, tus relaciones con miembros de la familia y amigos, tu economía, tu salud, el trabajo o la escuela, la vivienda, problemas legales y cualquier otra área de funcionamiento.

2. Elige un problema para solucionar. Aunque tu lista de problemas pueda parecerte un poco abrumadora, hacer frente a los problemas uno a uno hará que el proceso sea mucho más manejable. Elige el problema en el que quieras trabajar primero. Podría ser el problema que más molestias te esté causando, o quizás el más fácil de resolver.

3. ESTABLECE UNA META. Si se resolviera el problema que has identificado, ¿en qué cambiaría tu vida? ¿Qué estarías haciendo de una forma distinta? ¿Qué te gustaría ver cambiar? Utiliza tus respuestas a estas preguntas para establecerte una meta en relación con el problema en el que estás trabajando. Tu meta debería ser específica, realista y alcanzable.

4. LLUVIA DE IDEAS. Dedica un tiempo a considerar todas las estrategias o soluciones posibles para alcanzar tu meta. Pon por escrito cada estrategia, sin evaluar o juzgar su utilidad.

5. ELIGE UNA SOLUCIÓN. Piensa en la lista de posibles soluciones que has elaborado. Elige una solución para probarla primero. Si te resulta difícil elegir una solución, prueba a poner por escrito los costes y los beneficios de implementar cada solución.

6. HAZ UN PLAN. ¿Qué pasos darás para llevar a cabo tu solución? Ponlos por escrito.

7. IMPLEMENTA TU PLAN. Pon tu plan en acción.

8. EVALÚA EL RESULTADO. ¿Cómo funcionó tu solución? Si lograste alcanzar tu meta, podrías ponerte otra meta para continuar trabajando en el problema que elegiste (volviendo al paso 3) o podrías elegir otro problema para trabajar en él y volver a iniciar el proceso en el paso 1. Si no alcanzaste tu objetivo, ¿qué obstáculos se interpusieron en tu camino? Considera la posibilidad de revisar tu plan (paso 6) o elegir otra solución (paso 5).

ADMINISTRACIÓN DEL TIEMPO

Otra estrategia para aliviar el estrés es administrar tu tiempo de una manera más efectiva. Prueba a utilizar una agenda o un diario para programar lo que tienes que hacer a diario. No olvides programar un tiempo para ti cada día. Cuando hayas programado tu tiempo, te quedará más claro si las exigencias son realistas o si necesitas reducirlas.

RELAJACIÓN

Las técnicas de relajación son otro método eficaz para reducir los efectos del estrés. Concretamente, los ejercicios de relajación reducen los niveles de sobreexitación en el cuerpo (un efecto secundario habitual del estrés). Hay varias maneras de incorporar la relajación a tu vida:

- Utiliza el ejercicio de respiración del capítulo 8.
- Inscríbete en una clase de yoga o de meditación.
- Escucha una grabación de relajación.

Intenta incorporar tiempo para la relajación todos los días.

OBTENCIÓN DE APOYO SOCIAL

Con frecuencia, los efectos del estrés se magnifican cuando se tienen menos apoyos sociales y se siente que uno se las está arreglando solo. Incrementar la red de apoyo social es una estrategia muy eficaz para reducir el estrés. Considera las siguientes opciones y determina qué podría funcionar mejor para ti:

- Habla con tus familiares sobre la manera en que podrían ayudarte.
- Habla con tus amigos.
- Averigua cuáles son los diferentes recursos de los que dispones en tu ciudad (grupos de apoyo, servicios de ayuda económica, programas de centros del barrio).
- Considera la posibilidad de ver a un terapeuta privado (psicólogo, psiquiatra, trabajador social).
- Habla con tu médico de cabecera.
- Si la religión es una parte importante de tu vida, puedes acercarte a tu sacerdote, rabino o líder espiritual para que te oriente.

Ejercicio: *Desarrolla un plan para el manejo del estrés*

Considera las diferentes estrategias para reducir el estrés de las que hemos hablado. Indica cómo usarás las estrategias para reducir el estrés para cada una de las fuentes que has identificado en el ejercicio anterior. Escribe tu plan en tu diario.

MEJORAR LOS HÁBITOS DE SALUD

Unos malos hábitos de salud también pueden hacer que te resulte más difícil hacer frente al estrés y pueden exacerbar tu ansiedad. Concentrarte en mejorar tus hábitos de salud implica asegurarte de que tus necesidades nutricionales estén cubiertas, de que tengas buenos hábitos para dormir y de incorporar la actividad física a tu vida.

Comer bien

La ansiedad puede provocar una disminución del apetito y puede hacer que te saltes comidas. También hay algunas personas que comen más durante las épocas de ansiedad. Si no cubres las necesidades nutricionales del cuerpo, experimentarás fatiga y un bajo nivel de energía. Un estado así hará que tengas menos recursos para hacer frente al estrés, lo cual aumentaría tus niveles de ansiedad. Tu objetivo debería ser tener tres comidas nutricionalmente equilibradas al día y, si es necesario, uno o dos tentempiés.

Dormir bien por la noche

Con frecuencia, la gente nos dice que su ansiedad aumenta cuando no han dormido lo suficiente la noche anterior. La falta de sueño puede contribuir a que te sientas excesivamente emocional e incapaz de hacer frente a las situaciones. Deberías proponerte dormir entre siete y ocho horas cada noche, aunque a las distintas edades se necesitan diferentes cantidades de sueño (a medida que nos vamos haciendo mayores, necesitamos dormir menos). También es bueno tener una rutina de sueño basada en irse a dormir y levantarse aproximadamente a la misma hora todos los días. Si tienes dificultad para dormir, una buena idea sería que hablaras con tu médico de cabecera. Un excelente libro que habla de las estrategias para superar el insomnio es *No More Sleepless Nights* de Peter Hauri y Shirley Linde (1996).

Hacer ejercicio

Como recordarás del capítulo 6, las personas con trastorno de pánico suelen evitar hacer ejercicio porque ello les provoca síntomas físicos molestos que están asociados a la ansiedad. Para recuperarse del pánico y concentrarse en mejorar la salud y el bienestar general, resulta útil incorporar el ejercicio físico a la vida. Hacer ejercicio reporta beneficios físicos y emocionales, y ayuda a que uno se sienta mejor con uno mismo. De hecho, algunos investigadores descubrieron que el ejercicio físico por sí solo es eficaz para reducir los síntomas del trastorno de pánico (Broocks y otros, 1998). Intenta tener al menos veinte minutos de actividad física tres o cuatro veces por semana.

Ejercicio: *Concéntrate en tus hábitos de salud*

Piensa en tus hábitos de salud: en tu alimentación, tu sueño y tu nivel de actividad. ¿Qué áreas de tu salud se beneficiarían con una mejora? ¿Qué metas quieres establecer para esas áreas? ¿Qué pasos darás para alcanzar tus objetivos? ¿Qué obstáculos hay en tu camino? ¿Cómo vas a superar esos obstáculos? ¿Qué fuentes de apoyo puedes utilizar? Anota tus respuestas en tu diario.

MEJORA TUS RELACIONES

Quizás te sorprenda saber que tus relaciones pueden contribuir a tus ataques de pánico y también pueden interferir en tu recuperación, especialmente en los casos de agorafobia severa (Carter, Turovsky y Barlow, 1994). Cuando las personas se recuperan del trastorno de pánico, especialmente con agorafobia, se vuelven más independientes y menos dependientes de los miembros de su familia para obtener apoyo y ayuda. Esto puede resultar amenazador a los miembros de la familia y puede derivar en conflictos o estrés en las relaciones.

Betty, por ejemplo, tuvo trastorno de pánico y agorafobia durante veinte años antes de recibir ayuda en nuestra clínica. Cuando Betty comenzó el tratamiento, su marido lo hacía todo para ella y para la familia. Llevaba a Betty en coche a todas partes. Hacía todas las compras. Además, acompañaba a Betty a las citas y a los eventos sociales cuando ella quería ir. A Betty incluso le resultaba difícil caminar más allá del final de su calle si no la acompañaba su marido, debido a su miedo a los síntomas del pánico. A lo largo de los años, su marido había respondido a su ansiedad facilitándole las cosas y asumiendo cada vez más responsabilidades de la casa. Cuando los miembros de la familia intentan reducir los síntomas de un ser querido haciéndose cargo de las responsabilidades o las actividades de ésta, se denomina *adaptación a los síntomas*.

A lo largo del tratamiento, Betty empezó a intentar hacer todas las cosas que había dejado de hacer veinte años atrás (como conducir, ir a la tienda sola, acudir a eventos sociales sola, etc.). Estos cambios alteraron la vida que Betty y su marido habían estado viviendo durante tantos años. Inicialmente, provocó algo de estrés en su matrimonio porque su marido tuvo que adaptarse a los cambios en Betty y en su estilo de vida. Si él hubiera sido menos comprensivo, podría haber sido más difícil que ella se recuperase del trastorno de pánico, ya que la recuperación exigía que su marido le devolviera parte del control de la relación.

Ejercicio: *El trastorno de pánico y tus relaciones*

Piensa en tus relaciones familiares inmediatas. ¿Tu trastorno de pánico ha tenido un impacto en ellas? ¿Cómo ha afectado la ansiedad a tus relaciones? ¿Renunciaste a papeles y responsabilidades a causa de tu pánico? ¿De qué manera se han podido adaptar los miembros de tu familia a los síntomas de tu pánico?

Si has reconocido que tus relaciones se han visto afectadas por tu trastorno de pánico, también es posible que se vean afectadas por tu recuperación. Una buena idea es informar a tu pareja o a los miembros de tu familia acerca del proceso de recuperación y los cambios que podrían producirse a medida que vayas adquiriendo más seguridad y seas menos dependiente. Es de gran ayuda hacerles saber que tu nueva independencia no es una reflexión sobre ellos, sino una parte importante del proceso de superación de tu trastorno de pánico.

Elige medicamentos que funcionen

10

A lo largo de este libro, hemos puesto el énfasis en los enfoques cognitivo y conductual para manejar tu pánico y tu ansiedad. No obstante, el tratamiento psicológico no es el único enfoque que ha demostrado ser efectivo. La medicación también puede ser útil. De hecho, se ha descubierto que, por lo general, la terapia conductual cognitiva (CBT) y los medicamentos son igualmente eficaces, especialmente a corto plazo (para más información *véase* Antony y Swinson, 2000). Este capítulo trata sobre los temas relacionados con el uso de medicamentos para el trastorno de pánico, describe a grandes rasgos las principales opciones de medicación y resume lo que sabemos sobre los efectos relativos de los medicamentos y la combinación de CBT y medicación, tanto a corto como a largo plazo.

Cuando hablemos de los medicamentos que se utilizan para tratar el pánico, indicaremos si los hallazgos se basan en pruebas de control placebo frente a estudios no controlados, los cuales simplemente examinan cómo es la ansiedad después del tratamiento, en comparación a cómo era la anterior. Las pruebas de control placebo estaban diseñadas para examinar los efectos de un medicamento en comparación con los efectos de tomar un placebo inactivo (una pastilla que no contiene ningún medicamento real). Hay montones de pruebas de que el mero hecho de tomar una pastilla, incluso si no contiene ningún medicamento real, puede producir una reducción de la ansiedad y el pánico en más de un tercio de las personas. En otras palabras, un estudio no controlado que revela que un medicamento produce una reducción de la ansiedad no impresiona en absoluto. Para que una droga se considere eficaz debe demostrar que tiene propiedades reductoras del pánico por encima de los efectos del placebo o comparables a las de otro medicamento eficaz.

Este capítulo proporciona una visión general básica de los medicamentos utilizados para tratar el trastorno de pánico. Para las personas interesadas en obtener una información más detallada sobre los medicamentos de los que se habla en este libro, existe una serie de fuentes de información (Bezchlibnyk-Butler y Jeffries, 2004; Fuller y Sajatovic, 2001; Roy-Byrne y Cowley, 2002; Russo, 2001; Sitfon 2002).

¿Considerarías la posibilidad de tomar medicamentos?

La decisión de tomar o no medicamentos para tus ataques de pánico debes tomarla tras consultar con tu médico de cabecera o con un psiquiatra. Hay que tener en cuenta muchos factores distintos en esta decisión, entre éstos:

- Tu preferencia por probar un medicamento *versus* un enfoque distinto como, por ejemplo, la CBT. Si no quieres tomar medicamentos, no tienes que hacerlo. Hay otras opciones.

- Si ya estás tomando otros medicamentos que pudieran interactuar con el que estás considerando tomar para el pánico.
- Tu respuesta anterior a medicamentos para el pánico.
- La disponibilidad de diversas opciones de tratamiento en el lugar donde vives (por ejemplo, si no hay practicantes de CBT, quizás los medicamentos sean tu mejor opción).
- Tu sensibilidad a los efectos secundarios de un medicamento.
- Si tienes alguna enfermedad médica que pudiera interactuar con la medicación.
- Si estás embarazada o dando el pecho a tu bebé (pero ten presente que no se conocen riesgos asociados a tomar muchos de los medicamentos utilizados para tratar el trastorno de pánico estando embarazada o dando el pecho).
- Si tomas drogas o alcohol, lo cual podría interactuar con tu medicación.

En ocasiones, las personas con trastorno de pánico son aprensivas ante la idea de tomar un medicamento, a menudo porque están mal informadas o por un temor exagerado. Algunos individuos tienen miedo de introducir en sus cuerpos una sustancia extraña que podría inducir sensaciones de pánico o desencadenar un ataque. Otros son aprensivos ante la idea de tragar una pastilla porque temen que ello provoque una respuesta de atragantamiento o arcadas. Algunas personas también creen que tener que tomar un medicamento para un problema como el trastorno de pánico es una señal de fracaso o de debilidad, y es posible que eviten tomar medicamentos debido al estigma o la vergüenza percibidos en asociación con dichos tratamientos.

Puedes estar tranquilo de que para la mayoría de las personas que toman los medicamentos que se describen en este capítulo, los beneficios superan a los costes. Aunque las drogas utilizadas para tratar los ataques de pánico pueden provocar efectos secundarios, esos síntomas son manejables para la mayoría de la gente, suelen disminuir con el tiempo y pueden ser minimizados empezando con una dosis baja y aumentándola muy lentamente. Además, según nuestra experiencia, el estigma que solía estar asociado a estos productos es mucho menor ahora. Millones de personas toman estos medicamentos. De hecho, los medicamentos que se describen en este capítulo son algunos de los que se recetan con más frecuencia del mercado. Por último, probablemente tienes poco que perder si pruebas la medicación. Si no funciona, siempre puedes dejar de tomarla, o probar un medicamento distinto, o probar un tratamiento psicológico, o no probar ningún tratamiento. Es poco probable que la decisión de probar un medicamento tenga efectos permanentes o de larga duración.

VENTAJAS Y DESVENTAJAS DEL TRATAMIENTO CON MEDICAMENTOS

La principal ventaja del tratamiento con medicamentos es que funciona. En el caso de la mayoría de los medicamentos de los que hablaremos en este capítulo ha quedado clínicamente demostrado que bloquean los ataques de pánico y reducen los niveles de ansiedad, comparados con los tratamientos con placebos. Además, comparados con la CBT, los medicamentos son fáciles de usar, fáciles de conseguir, se puede empezar a trabajar con ellos rápidamente y son menos caros, al menos a corto plazo.

No obstante, a largo plazo los medicamentos pueden resultar más caros que la CBT y los efectos no duran tanto una vez que el tratamiento ha concluido. En la mayoría de los estudios que comparaban la CBT con los tratamientos con medicación para el trastorno de pánico, los efectos de la CBT tienden a ser más duraderos que los de los medicamentos. Los porcentajes de recaída tienden a ser mayores al dejar la medicación (aunque algunos individuos pueden dejar de tomar sus medicamentos sin experimentar una reaparición de los síntomas). Otras desventajas de los medicamentos son los efectos secundarios; las interacciones con otros medicamentos, con las drogas y el alcohol; los posibles efectos sobre enfermedades médicas preexistentes (por ejemplo, aumentando la probabilidad de convulsiones o presión alta), y los síntomas del síndrome de abstinencia al dejar el tratamiento. Debido a estos posibles problemas, sólo se debería comenzar, o abandonar, el tratamiento con los productos que se describen en este capítulo bajo la supervisión de un médico.

Antidepresivos para el trastorno de pánico

No te dejes engañar por la palabra *antidepresivo*. Durante más de cuarenta años, los medicamentos antidepresivos se han utilizado para tratar problemas de pánico, así como una amplia gama de otros problemas. De hecho, estas drogas funcionan bien para el pánico y la ansiedad, incluso cuando la persona no está deprimida.

Actualmente, hay dos antidepresivos que tienen la aprobación de la Food and Drug Administration (FDA) para el tratamiento del trastorno de pánico: la sertralina (Zoloft) y la paroxetina (Paxil). Aunque éstas son las únicas drogas aprobadas oficialmente, existe gran cantidad de medicamentos que han demostrado ser eficaces. De hecho, no hay ninguna prueba de que la sertralina o la paroxetina funcionen mejor que cualquiera de los otros productos de los que se hablará en este capítulo.

Hay algunas cosas a tener en cuenta si estás considerando la posibilidad de tomar antidepresivos para tu trastorno de pánico. En primer lugar, estas drogas tardan unas semanas en empezar a hacer efecto. Sin embargo, los efectos secundarios pueden aparecer poco después de haber comenzado a tomar la medicación y suelen ser peores durante las primeras semanas del tratamiento. Por lo general, se recomienda continuar tomando estos medicamentos durante un año o más antes de intentar reducir la dosis o descontinuar la droga. Se cree que la recaída es menos probable si la descontinuación no tiene lugar demasiado pronto.

INHIBIDORES SELECTIVOS DE LA RECAPTACIÓN DE SEROTONINA (ISRS)

Los antidepresivos que se recetan con más frecuencia para el trastorno de pánico son los ISRS. Este tipo de droga funciona afectando a los niveles de serotonina en el cerebro (la serotonina es un neurotransmisor, es decir, una sustancia química que transmite información de una célula nerviosa a otra). Los ISRS incluyen drogas como la paroxetina (Paxil), la sertralina (Zoloft), la fluoxetina (Prozac), la fluvoxamina (Luvox), el citalopram (Celexa) y el escitalopram (Lexapro). Los efectos secundarios de los ISRS varían ligeramente de una droga a otra, pero los más comunes incluyen náuseas y malestar estomacal, problemas sexuales, mareos, temblores, sarpullidos, insomnio, nerviosismo, fatiga, boca seca, sudores y palpitaciones. En casos muy raros, pueden aparecer efectos secundarios más serios. Empezar con una dosis baja y aumentarla lentamente puede ayudar a minimizar los efectos secundarios.

INHIBIDORES SELECTIVOS DE RECAPTACIÓN DE SEROTONINA (ISRS)			
Nombre genérico	Nombre comercial	Dosis inicial	Dosis diaria
Citalopram	Celexa	10 mg	10-60 mg
Escitalopram	Lexapro	10 mg	10-50 mg
Fluoxetina	Prozac	10-20 mg	10-80 mg
Fluvoxamina	Luvox	50 mg	50-300 mg
Paroxetina	Paxil Paxil CR	10 mg 12,5 mg	10-50 mg 25-62,5 mg
Sertralina	Zoloft	50 mg	50-200 mg

Nota: El citalopram, el escitalopram, la fluoxetina y la paroxetina también se comercializan en forma líquida. Además, hay una nueva formulación de la fluoxetina que puede tomarse una vez por semana.
CR= *Controlled Release* (liberación controlada)

La mayoría de los ISRS pueden descontinuarse fácilmente. Sin embargo, algunos de ellos (especialmente la paroxetina) son más difíciles de descontinuar debido a los síntomas de abstinencia temporales: insomnio, agitación, temblor, ansiedad, náuseas, diarrea, boca seca, debilidad, sudores y una eyaculación anormal. Descontinuar estos medicamentos lentamente puede ayudar a minimizar los síntomas de abstinencia porque permiten que la persona se adapte de una manera más gradual a dejar de tener el medicamento en su cuerpo. La tabla de la pág. 157 ofrece un resumen de los ISRS y las dosis que suelen recetarse.

Otros antidepresivos

El primer antidepresivo que se estudió ampliamente para el trastorno de pánico fue la imipramina (Tofranil), un antidepresivo tricíclico. Esta droga funciona sobre una serie de neurotransmisores en el cerebro, incluidos la norepinefrina y la serotonina. Otro antidepresivo tricíclico, llamado clomipramina (Anafranil), también parece ser eficaz para tratar el trastorno de pánico. Este medicamento afecta principalmente a los niveles de serotonina en el cerebro. Los efectos secundarios comunes de los antidepresivos tricíclicos incluyen boca seca, visión borrosa, estreñimiento, aceleración del ritmo cardíaco, presión sanguínea baja, sedación y aumento de peso. En dosis altas, la clomipramina aumenta el riesgo de convulsiones en las personas que son propensas a ese problema. Por lo general, los antidepresivos tricíclicos son fáciles de descontinuar. Se recetan con menos frecuencia que los antidepresivos más nuevos, incluidos los ISRS.

Hay dos antidepresivos más nuevos que también están demostrando ser eficaces para el tratamiento del trastorno de pánico. Los estudios de control placebo de la venlafaxina (Effexor), una droga que funciona tanto sobre la norepinefrina como sobre la serotonina, han revelado que esta droga es un tratamiento útil para el trastorno de pánico (Pollack y otros, 1996). Los efectos secundarios más comunes incluyen nauseas, mareos, boca seca y aumento de la presión sanguínea en las dosis más altas. La mirtazapina (Remeron) es un antidepresivo relativamente nuevo que también parece ser un tratamiento eficaz para el trastorno de pánico, según los estudios preliminares. Un estudio reciente sugiere que también funciona como el ISRS más establecido la fluoxetina (Ribeiro y otros, 2001).

Hay otra serie antidepresivos que pueden ser útiles para tratar el trastorno de pánico, aunque ya casi no se recetan. Por ejemplo, la fenelzina, (Nardil) un tipo de antidepresivo llamado *inhibidor de monoamina oxidasa* (MAOI), que reduce los síntomas del pánico pero los efectos secundarios tienden a ser más severos que los de otros antidepresivos. Además, los MAOI interactúan con muchos otros medicamentos, además de con varias enfermedades médicas, y requieren varias restricciones estrictas en la dieta. Específicamente, no se pueden comer alimentos que contengan tiramina (incluidos ciertos quesos, carnes y vinos, por ejemplo). Otro antidepresivo, nefazodona (Serzone), puede tener propiedades antipánico, según unos estudios no controlados (en otras palabras, estudios que no incluyen un grupo placebo). Sin embargo, esta droga debería usarse con cautela debido al potencial de daño hepático. De hecho, este producto ha sido prohibido recientemente en Canadá por este motivo.

No todos los antidepresivos funcionan para el trastorno de pánico. El bupropion (Wellbutrin), por ejemplo, es eficaz para reducir la depresión y para dejar de fumar. No obstante, no parece hacer gran cosa para el trastorno de pánico u otros problemas basados en la ansiedad.

La tabla que aparece a continuación ofrece un resumen de los antidepresivos no-ISRS que son útiles para tratar el trastorno de pánico, junto con la dosis inicial habitual y la dosis objetivo diaria.

OTROS ANTIDEPRESIVOS UTILIZADOS PARA TRATAR EL TRASTORNO DE PÁNICO			
Nombre genérico	Nombre comercial	Dosis inicial	Dosis diaria
Clomipramina	Anafranil	20-50 mg	100-250 mg
Imipramina	Tofranil	10-25 mg	100-250 mg
Mirtazapina	Remeron	15 mg	15-60 mg
Nefazodona	Serzone	100-200 mg	100-600 mg
Fenelzina	Nardil	10-30 mg	45-90 mg
Venlafaxina	Effexor	37,5-75 mg	75-225 mg

Medicamentos ansiolíticos

Cuando los profesionales utilizan la frase *medicación ansiolítica*, normalmente se están refiriendo a una clase de drogas conocidas como *benzodiazepinas*. Estos medicamentos incluyen drogas como el alprazolam (Xanax), el clonazepam (Klonapin en EE.UU.; Rivotril en Canadá), lorazepam (Ativan), diazepam (Valium) y otros. De éstos, solamente el alprazolam tiene la aprobación oficial de la FDA para tratar el trastorno de pánico, aunque existe una serie de estudios que revelan que el clonazepam también es muy efectivo. Aunque el lorazepam y el diazepam no han sido estudiados extensamente para el tratamiento del trastorno de pánico, se ha demostrado que son eficaces para otros tipos de trastornos de ansiedad, y el lorazepam en particular se receta con frecuencia para el trastorno de pánico, a pesar de la falta de investigación para este problema. La dosis típica inicial para el lorazepam es entre 2 y 3 mg (la dosis objetivo es entre 2 y 6 mg). La dosis inicial habitual para el alprazolam y el clonazepam es de 0,5 mg al día, aumentando la dosis gradualmente hasta entre 1 y 5 mg al día.

Los efectos secundarios más comunes para las benzodiazepinas incluyen somnolencia, mareo, depresión, dolor de cabeza, confusión, inestabilidad, insomnio y nerviosismo. Estas drogas no deberían tomase con alcohol. Además, las benzodiazepinas están asociadas a unos síntomas importantes de síndrome de abstinencia cuando se dejan, especialmente cuando la persona las ha tomado durante un largo período de tiempo en dosis altas. Se recomienda que estas drogas se descontinúen de forma muy gradual, bajo la supervisión de un médico. Los síntomas comunes de síndrome de abstinencia incluyen ataques de pánico, ansiedad e insomnio. Estos síntomas son temporales y varían en intensidad y duración, dependiendo de la droga. Normalmente, los síntomas del síndrome de abstinencia desaparecen algunos días después de la reducción de la dosis.

Una de las ventajas de las benzodiazepinas es que hacen efecto rápidamente (en algunos casos, en pocos minutos). Debido a esto, las personas a veces toman estas drogas «cuando las necesitan», para evitar tener un ataque de pánico o para detener el pánico cuando está en marcha. No recomendamos que se utilicen las benzodiazepinas de esta forma. Aunque es posible que detengan tu ataque de pánico, también pueden hacer que experimentes síntomas del síndrome de abstinencia unas horas más tarde, quizás incluso desencadenando un nuevo ataque. Las benzodiazepinas pueden ser útiles para las personas que acaban de empezar a tomar un antidepresivo y están esperando que empiece a hacer efecto, lo cual puede llevar un mes, aproximadamente. Un estudio (Pollack y otros, 2003) descubrió que las personas que tomaron clonazepam (una benzodiazepina) junto con paroxetina (un ISRS) experimentaron un mayor alivio durante el primer mes de tratamiento que aquellas que tomaron un placebo con la paroxetina. Cuando hubieron trascurrido unas semanas, el clonazepam fue descontinuado gradualmente porque la paroxetina había empezado a hacer efecto y no fue necesaria ninguna medicación adicional.

Otro medicamento que ha demostrado ser eficaz para tratar el trastorno de pánico es la gabapentina (Neurontin). Esta droga se utiliza principalmente para tratar las convulsiones, pero los indicios recientes sugieren que también podría ser útil para tratar la ansiedad y el pánico. En una prueba de control placebo, la gabapentina no fue más eficaz que el placebo en conjunto, pero cuando se estudiaron los casos más graves por separado, aparentemente el uso de la gabapentina produjo un beneficio superior a los efectos del placebo (Pande y otros, 2000). Es necesario investigar más para establecer si la gabapentina es un tratamiento útil para el trastorno de pánico.

Remedios herbales y naturales

En los últimos años, los remedios naturales y herbales se han hecho cada vez más populares, pero no te creas todo lo que leas sobre ellos. Muchos de esos productos son comercializados para la gente que experimenta ansiedad y estrés, pero con frecuencia hay pocas pruebas o ninguna que apoye estas afirmaciones. Hay algunas advertencias en relación con las medicinas de hierbas. En primer lugar, en Norteamérica no están reguladas de la misma manera que los medicamentos. De hecho, están reguladas como suplementos nutricionales (como alimentos). Por lo tanto, a diferencia de los medicamentos, no es necesario demostrar su eficacia o seguridad para que salgan al mercado. En el caso de muchos de estos productos, se sabe relativamente menos sobre su efectividad, sobre las dosis ideales, los efectos secundarios, los efectos de las interacciones y los síntomas del síndrome de abstinencia, que de los otros medicamentos de los que se ha hablado en este capítulo. Debes dar por sentado que si un producto funciona, probablemente hace efecto porque altera la química del cerebro. Por lo tanto, probablemente tendrá efectos secundarios, efectos de interacción y efectos de síndrome de abstinencia, al igual que otros medicamentos.

Por lo que nosotros sabemos, el único producto natural que debe ser investigado para el trastorno de pánico es el inositol. Se trata de una variante de la glucosa (simple azúcar) que se produce de forma natural en el cuerpo y también puede ser tomada en forma de suplemento. Aunque no se utiliza habitualmente para el trastorno de pánico, un estudio reveló que este remedio era tan efectivo como la fluvoxamina, un ISRS (Palatnik, Frolov, Fux y Benjamin, 2001). Hay otra serie de productos que también pueden ser útiles, aunque no hay una investigación al respecto. Por ejemplo, la hierba de San Juan parece ser eficaz contra la depresión (aunque los resultados varían según los estudios) y actualmente se cree que este producto comparte algunas características con un ISRS. Por lo tanto, no sería sorprendente descubrir que la hierba de San Juan funcionara también para el trastorno de pánico. No obstante, en esta etapa, esto es tan sólo especulación; la investigación está todavía pendiente.

¿CBT, medicamentos, o una combinación de ellos?

Es difícil predecir de antemano quién responderá mejor a la CBT frente a los medicamentos o a una combinación de ambos enfoques. A algunas personas les va mejor con la CBT, a otras les va mejor con los medicamentos y algunas se benefician más de un tratamiento combinado. En promedio, es igualmente probable que las tres aproximaciones sean útiles.

Para algunas personas, el tratamiento combinado puede funcionar mejor porque la medicación las ayuda a tener el valor de realizar sus prácticas de exposición. No obstante, es posible que los beneficios de combinar la CBT y los medicamentos sean sólo temporales. Por ejemplo, en un estudio que combinaba la terapia de exposición con la medicación, un factor que predecía el resultado a largo plazo era la creencia que tenían los pacientes sobre qué aspecto del tratamiento les ayudaba más. Los que creían que la medicación era lo más importante en su recuperación tenían más probabilidades de experimentar una recaída de sus síntomas de pánico con posterioridad al tratamiento que aquellos que creían que la exposicón era lo que marcaba la diferencia (Başoğlu y otros, 1994). Además, dos estudios han descubierto que, a largo plazo, la medicación puede interferir con los efectos de la CBT (Barlow y otros, 2001; Marks y otros, 1993). Una explicación posible es que las personas que empiezan con medicación y CBT al mismo tiempo responden pronto a la medicación. Puesto que empiezan a sentirse mejor, no trabajan tanto con sus tareas de la CBT y, por lo tanto, experimentan un regreso de los síntomas cuando dejan de tomar la medicación.

Basándonos en los estudios actuales, nosotros recomendamos a la mayoría de la gente que empiece con la CBT, si está a su alcance y pueden pagarla. Si la CBT no acaba de funcionar, puede resultar útil añadir un medicamento en ese momento. Por supuesto, cada persona es diferente. Puede haber motivos por los cuales una aproximación distinta tiene más probabilidades de serte útil. Como hemos dicho una y otra vez en este capítulo, cualquier decisión relativa a la medicación debería tomarse en conformidad con tu médico.

Palabras finales

Si estás leyendo esta sección, el hecho de haber llegado hasta aquí te honra. Ahora ha llegado el momento de evaluar tu progreso y desarrollar un plan para mantener y continuar los beneficios que has obtenido. Para algunos de vosotros, este libro habrá sido suficiente para realizar un progreso significativo para superar el trastorno de pánico. Para otros, es posible que este libro os haya proporcionado un buen comienzo, pero quizás podáis beneficiaros de alguna lectura adicional o de la ayuda de un profesional. Al final de esta sección hablaremos de las diferentes opciones de las que podéis disponer para ampliar el tratamiento.

Sigue la evolución de tu progreso

A lo largo de la lectura de este libro, has desarrollado tu comprensión del pánico y del miedo. Has seguido la evolución de tus ataques de pánico y ansiedad y has desarrollado técnicas para reemplazar tus pensamientos de ansiedad con pensamientos más realistas. También has empezado a hacer frente a las situaciones temidas y a los síntomas físicos y a eliminar los comportamientos de seguridad. Haz aprendido cosas sobre la reeducación de la respiración y sobre la importancia de reducir el estrés, mejorar tus hábitos de salud y mantener tus relaciones. Por último, has desarrollado una mejor comprensión de las diferentes opciones de medicación existentes para tratar el trastorno de pánico.

Ahora, ha llegado el momento de dar un paso atrás, repasar tu progreso y ver dónde te encuentras en relación con las metas que te pusiste en el capítulo 2.

Ejercicio: *Evaluar tu progreso*

Dedica un rato ahora a reflexionar sobre el progreso que has hecho en los últimos meses mientras trabajabas con este libro. Anota tus respuestas a las siguientes preguntas en tu diario.

1. En comparación con el punto donde te encontrabas antes de empezar a leer este libro, ¿qué cambios has notado en términos de los siguientes síntomas?:
   - La frecuencia de tus ataques de pánico.
   - Tu miedo a tener ataques de pánico.
   - Tu miedo a experimentar los síntomas del pánico.
   - Tu miedo a que los síntomas del pánico hagan que ocurra algo malo.
   - La intensidad de tus ataques de pánico.
   - Tu evitación de algunas situaciones.
   - Tu evitación de algunos síntomas físicos.

- El impacto que tiene tu ansiedad en el desarrollo de tu trabajo o en la escuela.
- El impacto que tiene tu ansiedad en tu vida social.
- El impacto que tiene tu ansiedad en tu capacidad de realizar actividades cotidianas.

2. ¿Qué estrategias has desarrollado?
3. ¿Qué cambios positivos has realizado en tu vida?
4. ¿Qué beneficios has obtenido de la práctica de las técnicas que aparecen en este libro?
5. ¿En qué momento del cumplimiento de tus objetivos a corto y largo plazo (los que te pusiste en el capítulo 2) te encuentras ahora?
6. ¿Cuáles son las áreas en las que tienes que seguir trabajando?
7. Teniendo en cuenta el progreso que has realizado, ¿qué metas a corto y largo plazo quieres ponerte ahora?

Mantener los beneficios

Ahora que has aprendido nuevas estrategias para manejar el pánico, el siguiente paso consiste en planear cómo vas a mantener los beneficios obtenidos.

Es importante que estés preparado para posibles aumentos de la ansiedad o para ataques de pánico ocasionales en el futuro. Puedes esperar experimentar ocasionalmente ansiedad y síntomas de pánico, especialmente en épocas de estrés. Tu manera de reaccionar a los episodios ocasionales de ansiedad y pánico es fundamental para determinar si mantendrás los beneficios obtenidos o si tus síntomas van a empeorar. Si estás preparado para experimentar ansiedad ocasionalmente, estarás mejor equipado para manejarla de una forma útil. Ahora tienes las herramientas básicas necesarias para desafiar a los pensamientos de ansiedad que puedan surgir o para hacer frente a tus impulsos de huir y evitar. Siempre puedes volver a consultar los diferentes capítulos de este libro para impulsar tus estrategias y mantenerte en el camino. Recuerda: tu miedo a los síntomas físicos es el que alimenta el trastorno de pánico. Si ves los síntomas físicos como simples sensaciones molestas, no tendrán el poder de impactar significativamente en tu vida.

Buscar ayuda profesional

Para algunos de vosotros, es posible que este libro no sea suficiente para manejar completamente vuestros problemas de ansiedad y pánico. Si has estudiado este libro pero todavía encuentras que el pánico es un problema para ti, entonces quizás te convendría buscar ayuda profesional. Hay diferentes profesionales disponibles para tratar el trastorno de pánico, entre éstos psicólogos, psiquiatras y terapeutas cualificados. Un buen lugar para empezar es tu médico de cabecera, quien podrá sugerirte a dónde acudir en tu localidad. También puedes usar Internet para encontrar especialistas profesionales en el tratamiento de la ansiedad entrando en la página web de la Anxiety Disorders Association of America (www.adaa.org). Cuando elijas a un profesional, es importante que te asegures de que esté cualificado para administrar la terapia conductual cognitiva o los tratamientos médicos adecuados, y que tenga experiencia en el tratamiento del trastorno de pánico.

Lecturas y vídeos recomendados

Los libros citados a continuación están disponibles en el idioma original del autor. En el caso de haber traducción al español se señala título y año de publicación para facilitar al lector su búsqueda y brindarle la oportunidad de ampliar la información.

Libros

CRASKE, M. G., y BARLOW, D. H: *Mastery of Your Anxiety and Panic (client workbook and client workbook for agoraphobia)*. Graywind Publications, Inc., 2000. 3ª edición. Boulder, Colorado, (trad. cast.: García-Sanne, M.: *Domine la ansiedad y el pánico*, 1993).

OTTO, M. W., POLLACK, M. H. y BARLOW, D. H.: *Stopping Anxiety Medication: Panic Control Therapy for Benzodiazepine Discontinuation (Client Workbook)*. Graywind Publications, Inc., Boulder, Colorado, 1996.

ZUERCHER-WHITE, E.: *Overcoming Panic Disorder and Agoraphobia (Client Manual)*. New Harbinger Publications, Oakland, California, 1999.

Los primeros tres libros de esta lista son libros de trabajo por sesiones, escritos para clientes que están recibiendo terapia conductual cognitiva para el trastorno de pánico con un psicólogo, un psiquiatra u otro terapeuta. Para cada uno de estos libros hay también un manual por sesiones para el terapeuta. El libro de Otto y sus colegas está concebido específicamente para personas que estén tomando benzodiazepinas (por ejemplo, alprazolam) para su trastorno de pánico y recibiendo una terapia conductual cognitiva para descontinuar la medicación.

POLLARD, C. A., y ZUERCHER-WHITE, E.: *The Agoraphobia Workbook: A Comprehensive Program to End Your Fear of Symptom Attacks.* Oakland, New Harbinger, California, 2003.

Este libro reciente es un libro de trabajo diseñado para personas que padecen el trastorno de pánico con una agorafobia significativa.

RACHMAN, S., y DE SILVA, P.: *Panic Disorder: The Facts.* Oxford University Press, Nueva York, 1996.

Este libro breve contiene información sobre la naturaleza y el tratamiento del trastorno de pánico. Está escrito para las personas no profesionales que están interesadas en aprender más sobre este problema. Sin embargo, no se trata de un libro de autoayuda concebido para ayudar a superar los ataques de pánico.

WILSON, R. R.: *Don't Panic: Taking Control of Anxiety Attacks.* Harper Perennial, Nueva York, 1996.

Este es un buen libro para las personas interesadas en aprender a superar su trastorno de pánico y su agorafobia que prefieren no usar los libros más largos mencionados en esta lista.

ZUERCHER-WHITE, E.: *An End to Panic: Breakthrough Techniques for Overcoming Panic Disorder.* New Harbinger Publications, Oakland, California, 1997. 2ª edición.

A lo largo de los años, éste ha sido el libro que hemos recomendado con más frecuencia a nuestros clientes que sufren el trastorno de pánico con o sin agorafobia. Es muy completo, fácil de encontrar, y su precio es razonable.

Vídeos

CLARK, D. M.: *Cognitive Therapy for Panic Disorder*. APA Psychotherapy Videotape Series. American Psychological Association, Washington, D. C., 1998.

Este vídeo está producido por terapeutas profesionales, pero las personas que tienen trastorno de pánico también pueden encontrarlo útil. La cinta muestra toda una sesión de terapia con un cliente que tiene miedo de sufrir un infarto durante sus ataques de pánico.

RAPEE, R. M.: *Fight or Flight? Overcoming Panic and Agoraphobia*. Guilford Publications, Nueva York, 1999.

Éste es un excelente vídeo para aquellas personas que padecen el trastorno de pánico, para sus familias y para los terapeutas que tratan problemas relacionados con la ansiedad. Incluye entrevistas a expertos en ansiedad y a personas que sufren de trastorno de pánico, así como demostraciones de la mayoría de las técnicas terapéuticas que se describen en este libro.

Bibliografía

ABELSON, J. L., WEG, J. G., NESSE, R. M. y CURTIS, G. C.: «Persistent respiratory irregularity in patients with panic disorder». *Biological Psychiatry* 49:588-595.

AMERICAN PSYCHIATRIC ASSOCIATION: *Diagnostic and Statistical Manual of Mental Disorders.* Author, Washington, D. C., 1980. 3ª edición.

—: *Diagnostic and Statistical Manual of Mental Disorders.* Author. Washington, D. C., 2000. Texto revisado. 4ª edición.

ANASTASIADES, P., CLARK, D. M., SALKOVSKIS, P. M., MIDDLETON, H., HACKMAN, A., GELDER, M. G. y JOHNSON, D. W.: «Psychophysiological responses in panic and stress». *Journal of Psychophysiology* 4:331-338.

ANTONY, M. M., ROTH, D., SWINSON, R. P., HUTA, V. y DEVINS, G. M.: «Illness intrusiveness in individuals with panic disorder, obsesiv compulsive disorder, or social phobia». *Journal of Nervous and Mental Disease* 186: 311-315. 1998.

ANTONY, M. M., y SWINSON, R. P.: *Phobic Disorders and Panic in Adults: A Guide to Assessment and Treat-*

ment. American Psychological Association, Washington, D. C., 2000.

BARLOW, D. H., GROMAN, J. M., SHEAR M. K. y WOODS, S. W.: «Cognitive-behavioral therapy, imipramine, or their combination for panic disorder: A randomized controlled study». *Journal of American Medical Association* 283: 2529-2536. 2000.

BASOGLU, M., MARKS, I. M., KILIÇ, C., BREWIN, C. R. y SWINSON, R. P.: «Alprazolam and exposure for panic disorder with agoraphobia attribution of improvement to medication predicts subsequent relapse». *British Journal of Psychiatry* 164:652-659. 1994.

BEZCHLIBNYK-BUTLER, K. Z., y JEFFRIES, J. J.: *Clinical Handbook of Psychotropic Drugs.* Hogrefe & Huber Publishers. Seattle, Washington, 2004.

BROOCKS, A., BANDELOW, B., PEKRUN, G., GEORGE, A., MEYER, T., BARTMANN, U., HILLMER-VOGEL, U. y REUTHER, E.: «Comparison of aerobic exercise, clomipramine, and placebo in the treatment of panic disorder». *American Journal of Psychiatry* 155:603-609. 1998.

BROWN, T. A., ANTONY, M. M. y BARLOW, D. H.: «Diagnostic comorbidity in panic disorder: Effecto on treatment outcome and course of comorbid diagnoses following treatment». *Journal of Consulting and Clinical Psychology* 63:408-418. 1995.

CARTER, M. M., TUROVSKY, J. y BARLOW, D. H.: «Interpersonal relationships in panic disorder with agoraphobia: A review of empirical evidence». *Clinical Psychology: Science and Practice* 1:25-34. 1994.

CHAMBLESS, D. L., y GRACELY, E. J.: «Fear of fear and the anxiety disorders». *Cognitive Therapy and Research* 13:9-20. 1989.

CLARK, D. M.: «A cognitive approach to panic». *Behaviour Research and Therapy* 24:461-470. 1986.

—: «A cognitive model of panic attacks». En *Panic: Psychological Perspectives*, ed. S. Rachman y J. D. Maser, 71-89. Lawrence Erlbaum Associates, Hillsdale, Nueva Jersey, 1998.

CLARK, D. M., SALKOVSKIS, P. M., ÖST, L. G., BREITHOLTZ, E., KOEHLER, K. A., WESTLING, B. E., JEAVONS, A. y GELDER, M.: «Misinterpretation of body sensations in panic disorder». *Journal of consulting and Clinical Psychology* 65: 203-213. 1997.

CRASKE, M. G. y BARLOW, D. H.: «Panic disorder and agoraphobia». En *Clinical Handbook of Psychological Disorders*. Nueva York, 2001. (Edición de D. H. Barlow 1-59).

DAVIS, M., ESHELMAN, E. R. y McKAY, M.: *Técnicas de autocontrol emocional.* Madrid, 2009.

EHLERS, A.: «A 1-year prospective study of panic attacks: Clinical course and factors associated with maintenance». *Journal of Abnormal Psychology* 104:164-172. 1995.

EHLERS, A., y BREUER, P.: «Selective attention to physical threat in subjects with panic attacks and specific phobias». *Journal of Anxiety Disorders* 9:11-31. 1995.

EHLERS, A., MARGRAF, J., DAVIES, S. y ROTH, W. T.: «Selective processing of threat cues in subjects with panic attacks». *Cognition and Emotion* 2:201-219. 1988.

FEBRARRO, G. A. R., CLUM, G. A., ROODMAN, A. A. y WRIGHT, J. H.: «The limits of bibliotherapy: A study of the differential effectiveness of self-administered interventios in individuals with panic attacks». *Behavior Therapy* 30:209-222. 1999.

FOA, E. B., JAMESON, J. S., TURNER, R. M. y PAYNE, L. L.: «Massed versus spaced exposure sessions in the treatment of agoraphobia». *Behaviour Research and Therapy* 18:333-338. 1980.

FULLER, M. A., y SAJATOVIC, M.: *Drug Information for Mental Health*. Lexi-Comp, Hudson, Ohio, 2000.

GOUDEY, P.: *The Unofficial Guide to Beating Stress*. IDG Book, Nueva York, 2000.

GOULD, R. A., y CLUM, G. A.: «Self-help plus minimal therapist contact in the treatment of panic disorder: A replication and extension». *Behavior Therapy* 26:533-546. 1995.

HARVEY, J. M., RICHARDS, J. C., DZIADOSZ, T. y SWINDELL, A.: «Misinterpretations of ambiguous stimuli in panic disorder». *Cognitive Therapy and Research* 17:235-248. 1993.

HAURI, P., y LINDE, S.: *No More Sleepless Nights, Revised Edition*. John Wiley and Sons, Nueva York: (Trad. cast.: *Cómo acabar con el insomnio*, Ediciones Medici, S. A., 1992.

HECKER, J. E., LOSEE, M. C., FRITZLER, B. K. y FINK, C. M.: «Self-directed versus therapist-directed cognitive behavioral treatment for panic disorder». *Journal of Anxiety Disorders* 10:253-265. 1996.

HOFFART, A., DUE-MADSEN, J., LANDE, B., GUDE, T., BILLE, H. y TORGESEN, S.: «Clomipramine in the treatment of agoraphobic in patients resistant to behavioral therapy». *Journal of Clinical Psychiatry* 54:481-487. 1993.

KENARDY, J., y TAYLOR, C. B.: «Expected versus unexpected panic attacks: A naturalistic prospective study». *Journal of Anxiety Disorders* 13:435-445. 1999.

KENDLER, K. S., NEALE, M. C., KESSLER, R. C., HEATH, A. C. y EAVES, L. J.: «The genetic epidemiology of phobias in women: The interralationship of aforaphobia, social phobia, situational phobia, and simple phobia». *Archives of General Psychiatry* 39:273-281. 1992.

KENDLER, K. S., NEALE, M. C., KESSLER, R. C., HEATH, A. C. y EAVES, L. J.: «Panic disorder in women: A population-based study». *Psychological Medicine* 23:397-406. 1993.

KESSLER, R. C., McGONAGLE, K. A., ZHAO, S., NELSON, C. B., HUGHES, M., ESHELMAN, S., WITTCHEN, H. U. y KENDLER, K. S.: «Lifetime and 12-month prevalence of DSM-III-R psychiatric disorders in the United States: Results from th National Comorbidity Survey». *Archives of General Psychiatry* 51:8-19. 1994.

LUNDH, L. G., THULIN, U., CZYZYKOW, S. y ÖST, L. G.: «Explicit and implicit memory bias in panic disorder with agoraphobia». *Behaviour Research and Therapy* 35:1003-1014. 1998.

MANNUZZA, S., CHAPMAN, T. F., KLEIN, D. F. y FYER, A. J.: «Familial transmission of panic disorder: Effect of major depression comorbidity». *Anxiety* 1:180-185. 1994/1995.

MARKS, I. M., SWINSON, R. P., BASOGLU, M., KUCH, K., NOSHIRVANI, H., O'SULLIVAN, G., LELLIOTT, P. T., KIRBY, M., McNAMEE, G., SENGUN, S. y WICKWIRE, K.: «Alprazolam and exposure alone and combined in panic disorder with agoraphobia: A controlled study in London and Toronto». *British Journal of Psychiatry* 162:776-787. 1993.

MARKS, M. P., BASOGLU, M., ALKUBAISY, T., SEGÜN, S. y MARKS, I. M.: «Are anxiety symptoms and catastrophic cognitions directly related?» *Journal of Anxiety Disorders* 5:247-254. 1991.

McNALLY, R. J., HORING, C. D., OTTO, M. W. y POLLACK, M. H.: «Selective encoding of threat in panic disorder: Application of a dual priming paradigm.» *Behaviour Research and Therapy* 35:543-549. 1997.

MOYNIHAN, J. E., y GEVIRTZ, R. N.: «Respiratory and cognitive subtypes of panic: Preliminary validation of Ley's model.» *Behavior Modification* 25:555-583. 2001.

MUNJACK, D. J., BROWN, R. A. y McDOWELL, D. E.: «Existence of hyperventilation in panic disorder with and without agoraphobia, GAD, and normals: Implications for the cognitive theory of panic». *Journal of Anxiety Disorders* 7:37-48. 1993.

MYNORS-WALLIS, L. M., y HEGEL, M. T.: *Problem-Solving Treatment for Primary Care: A Treatment Manual.* Manuscrito no publicado.

NORTON, G. R., DORWARD, J. y COX, B. J.: «Factors asociated with panic attacks in nonclinical subjects». *Behavior Therapy* 17:239-252. 1986.

PALATNIK, A., FROLOV, K., FUX, M. y BENJAMIN, J.: «Double-blind, controlled, crossover trial of inositol versus fluvoxamine for the treatment of panic disorder». *Journal of Clinical Psychopharmacology* 21:335-339. 2001.

PANDE, A. C., POLLACK, M. H., CROCKATT, J., GREINER, M., CHOUINARD, G., LYDIARD, R. B., TAYLOR, C. B., DAGER, S. R. y SHIOVITZ, T.: «Placebo-controlled study of gabapentin treatment of panic disorder». *Journal of Clinical Psychopharmacology* 20:467-471. 2000.

POLLACK, M. H., OTTO, M. W., KASPI, S. P., HAMMERNESS, P. G. y ROSENBAUM, J. F.: «Cognitive behavior therapy for treatment-refractory panic disorder». *Journal of Clinical Psychiatry* 55:200-205. 1994.

POLLACK, M. H., SIMON, N. M., WORTHINGTON, J. J., DOYLE, A. L., PETERS, P., TOSHKOV, F., y OTTO, M. W.: «Combined paroxetine and clonazepam treatment strategies compared to paroxetine monotherapy for panic disorder». *Journal of Psychopharmacology* 17:276-282. 2003.

POLLACK, M. H., WORTHINGTON, J. J., OTTO, M. W., MAKI, K. M., SMOLLER, J. W., MANFRO, G. G., RUDOLF, R. y

ROSENBAUM, J.F.: «Venlafaxine for panic disorder: Results from a double-blind placebo-controlled study». *Psychopharmacology Bulletin* 32:667-670. 1996.

RAPEE, R. M.: «A case of panic disorder treated with breathing retraining». *Journal of Behavior Therapy and Experimental Psychiatry* 16:63-65. 1985.

RIBEIRO, L., BUSNELLO, J. V., KAUER-SANT'ANNA, M., MADRUGO, M., QUEVEDO, J., BUSNELLO, E. A. y KAPCZINSKI, F.: «Mirtazapine versus fluoxetine in the treatment of panic disorder». *Brazilian Journal of Medical and Biological Research* 34:1303-1307. 2001.

ROY-BYRNE, P. P., y COWLEY, D. S.: «Pharmacological treatments for panic disorder, generalized anxiety disorder, specific phobia, and social anxiety disorder». En *A Guide to Treatments that Work.* Oxford University Press. Nueva York. 2002. (2ª edición. Editado por P. E. Nathan y J. M. Gorman, 337-365).

RUSSO, E.: *Handbook of Psychotropic Herbs: A Scientific Analysis of Herbal Remedies for Psychiatric Conditions.* Haworth Press, Nueva York, 2001.

SCHMIDT, N. B., JACQUIN, K. y TELCH, M. J.: «The overprediction of fear and panic in panic disorder». *Behaviour Research and Therapy* 32:701-707. 1994.

SCHMIDT, N. B., WOOLAWAY-BICKEL, K., TRAKOWSKI, J., SANTIAGO, H., STOREY, J., KOSELKA, M., y COOK, J.: «Dismantling cognitive-behavioral treatment for panic disorder: Questioning the utility of breathing retraining». *Journal of Consulting and Clinical Psychology* 68:417-424. 2000.

SIEGEL, L., JONES, W. C., y WILSON, J. O.: «Economic and life consequences experienced by a group of individuals with panic disorder». *Journal of Anxiety Disorders* 4:201-211.

SIFTON, W. D.: (ed), *PDR Drug Guide for Mental Health Professionals*. Thompson Medical Economics, Montvale, Nueva Jersey, 2002 (1ª edición).

TAYLOR, S.: *Understanding and Treating Panic Disorder: Cognitive-Behavioural Approaches*. John Wiley and Sons, Nueva York, 2000.

—: «Breathing retraining in the treatment of panic disorder: Efficacy, caveats and indications». *Scandinavian Journal of Behaviour Therapy* 30:49-56. 2001.

TAYLOR, S., KOCH, W. J. y McNALLY, R. J.: «How does anxiety sensitivity vary across the anxiety disorders?» *Journal of Anxiety Disorders* 6:249-259. 1992.

TURGEON, L., MARCHAND, A. y DUPUIS, G.: «Clinical features in panic disorder with agorafobia: A comparison of men and women». *Journal of Anxiety Disorders* 12:539-553. 1998.

VAN DER DOES, A. J. W., ANTONY, M. M., BARSKY, A. J. y EHLERS, A.: «Heartbeat perception in panic disorder: A re-analysis». *Behaviour Research and Therapy* 38:47-62. 2000.

WADE, S. L., MONROE, S. M. y MICHELSON, L. K.: «Chronic life stress and treatment outcome in agoraphobia with panic attacks». *American Journal of Psychiatry* 150:1491-1495. 1993.

Índice